Univ.-Prof. Dr. Christoph Zielinski
Dr. Herbert Lackner

Dem Krebs auf der Spur

Univ.-Prof. Dr. Christoph Zielinski | Dr. Herbert Lackner

DEM KREBS AUF DER SPUR

Die Erfolgsgeschichte der Krebsforschung

Bildnachweis

S. 25: Ullstein Bild / picturedesk.com
S. 36: akg-images / picturedesk.com
S. 42: Albert Harlingue / Roger Viollet / picturedesk.com
S. 48: Austrian Archives / brandstaetter images / picturedesk.com
S. 54: Harry Harris / AP / picturedesk.com
S. 57: akg-images / picturedesk.com
S. 59: Everett Collection / picturedesk.com
S. 68: Courtesy Everett Collection / Everett Collection / picturedesk.com
S. 85: AP / picturedesk.com
S. 91: iStock / Chris Page
S. 99: Everett Collection / picturedesk.com
S. 102: Shutterstock
S. 105, 111: Science Photo Library / picturedesk.com
S. 120: Austrian Archives / brandstaetter images / picturedesk.com
S. 123: SZ Photo / SZ-Photo / picturedesk.com
S. 126: ORF / First Look / picturedesk.com
S. 133: THIERRY ROGE / REUTERS / picturedesk.com
Wikimedia Commons: S. 15, 19, 21, 29, 33, 39, 82
Alle Grafiken: Noa Weissman

FSC www.fsc.org MIX Papier | Fördert gute Waldnutzung FSC® C014138

1. Auflage 2024

978-3-8000-7880-6

Covergestaltung: Saskia Beck | s-stern.com
Coverillustration: Adobe Stock
Satz: Lisa Wilfinger | Carl Ueberreuter Verlag
Druck und Bindung: Finidr Ltd., Ceský Tesin

www.ueberreuter.at

INHALTSVERZEICHNIS

VORWORT

Jeder erwachsene menschliche Organismus besteht aus ca. 3×10^{13} Zellen, die alle aus einer einzigen Zelle hervorgegangen sind. 3x10.000.000.000.000 Zellen also, die über viele Jahrzehnte fehlerfrei spezifische Funktionen erfüllen. Die schiere Größe und Komplexität dieser Leistung des Lebens ist ein noch immer nicht vollständig verstandenes Wunder der Natur.

Eine Schwachstelle dieses Wunders ist die Steuerung des Zellwachstums, das bei de facto allen Menschen nach Jahrzehnten außer Kontrolle gerät und zur Entstehung von Krebs führen kann. Aufgrund der im 20. Jahrhundert rasant gestiegenen Lebenserwartung sind wir die am intensivsten mit diesem Problem konfrontierte Generation des Homo sapiens.

Spätestens seit dem 1971 von US-Präsident Nixon ausgerufenen „War on Cancer“ hat die moderne Medizin große Anstrengungen unternommen, um diese moderne „Plage der Menschheit“ in den Griff zu bekommen. Aufgrund der in den letzten dreißig Jahren errungenen, zunehmend tieferen Einblicke in molekularbiologische Mechanismen des Zellwachstums stehen uns heute hochwirksame und vor einigen Jahren noch gar nicht vorstellbare Instrumente zur erfolgreichen Behandlung vieler Krebserkrankungen zur Verfügung.

„Dem Krebs auf der Spur“ ist ein wunderbares Werk zweier herausragender Persönlichkeiten. Christoph Zielinski, dem wahrscheinlich bedeutendsten klinischen Onkologen Österreichs unserer Zeit, und Herbert Lackner, einer Legende des österreichischen Journalismus.

Das vorliegende Werk ist nach dem sehr empfehlenswerten Buch „Die Medizin und ihre Feinde“ bereits die zweite Koproduktion dieses sich hervorragend ergänzenden Autorenduos. „Dem Krebs auf der Spur“ ist nicht nur ein für medizinische

Profis und Laien lehrreicher Beitrag zu einem wichtigen Thema unserer Zeit, sondern auch ein medizinischer, historischer, soziologischer und wissenschaftlicher Kriminalroman, der sich jedenfalls eine breite Leserschaft verdient.

Univ.-Prof. Dr. Markus Müller
Rektor der Medizinischen Universität Wien

EINLEITUNG

Dieses Buch soll Mut machen. Es handelt von der Krankheit Krebs, die in Europa alljährlich rund 2,8 Millionen Menschen befällt, davon eine halbe Million in Deutschland und 45.000 in Österreich. Etwa zehnmal mehr Menschen leben mit der Diagnose Krebs – aber sie leben immer länger und viele von ihnen werden geheilt.

Darum geht es hier: zu zeigen, was die Krebsmedizin bereits heute vermag und warum wir in der Onkologie vor einer Zeitenwende stehen.

Dank neuer Therapieformen sinkt die Krebsmortalität seit 2016 pro Jahr um etwa zwei Prozent. Patientinnen und Patienten mit fortgeschrittenen Krebserkrankungen, die früher nur noch wenige Monate zu leben hatten, bekommen so weitere Lebensjahre und das in durchaus vertretbarer Qualität. Fünf Jahre nach der gefürchteten Diagnose schwarzer Hautkrebs (Melanom) leben heute noch mehr als 90 Prozent. Auch bei früh erkanntem Brustkrebs und Prostatakrebs liegt die Fünfjahres-Überlebensrate an der 90-Prozent-Marke. Zwei Drittel der an Darmkrebs Erkrankten leben fünf Jahre nach der Diagnose noch. Selbst bei fortgeschrittenem Lungenkrebs kann heute Patienten durch moderne Behandlungsmethoden Lebenszeit geschenkt werden. Noch vor wenigen Jahren führte diese Krankheit rasch zum Tod. Hodenkrebs, er befällt meist junge Männer, ist heute in fast allen Fällen heilbar.

In diesem Buch soll erzählt werden, wie es zu den Erkenntnissen kam, die diese Wende in der Krebsmedizin bewirkten. Mitunter waren es Zufälle, die zu neuen Medikamenten führten, oft ermöglichten erst langwierige Forschungen ein besseres Verständnis dieser komplexen Erkrankung und manchmal opferten Wissenschaftler dafür sogar ihr Leben, wie beispielsweise Marie

Curie und Henri Becquerel, ohne die es heute keine Strahlentherapie gäbe.

In Zeiten, in denen gewisse Parteien Wissenschaftsfeindlichkeit für ihre Zwecke instrumentalisieren, ist es auch ein politisches Buch. Nicht zufällig widmet sich ein Kapitel darin der Scharlatanerie in der Krebsmedizin.

Krebs ist immer noch eine schwere Krankheit, die auch weiterhin vielen Menschen das Leben kosten wird. Schon allein aus demografischen Gründen – es gibt immer mehr Menschen, die immer älter werden – wird die Zahl der an Krebs Erkrankten in den kommenden Jahrzehnten steigen. Aber immer weniger von ihnen werden daran sterben. Verfeinerte Immuntherapien, bereits in Entwicklung befindliche Impfungen und neue Medikamente werden dafür sorgen, dass die Krebstherapie, die wir noch vor wenigen Jahren kannten, endgültig der Vergangenheit angehören wird.

Die künstliche Intelligenz wird die Medizin mit riesigen Datenmengen versorgen, die Tumoren und ihre Eigenschaften beschreiben. Damit werden optimale Therapieformen für diese ganz individuellen Charakteristika entwickelt werden.

Nein, der Krebs ist noch nicht besiegt, aber die Wissenschaft ist ihm auf der Spur. Darum der Titel dieses Buches.

Auf Fußnoten haben wir aus Gründen der Lesbarkeit verzichtet. Die Quellen sind detailliert im Anhang angegeben und jederzeit überprüfbar.

Wir wünschen viel Gewinn bei der Lektüre.

Herbert Lackner
Christoph Zielinski

DIE FRÜHEN JAHRE

Schon vor eineinhalb Millionen Jahren litten Hominiden an Krebs – Wo Hippokrates die Ursachen der Krankheit vermutete – Leichenöffnungen bringen erste Fortschritte

Der Autor war sicher: „Dafür gibt es keine Therapie." Er hatte versucht, acht Frauen mit einem Brenneisen Geschwulste an den Brüsten zu entfernen – keine überlebte.

Der Wundarzt, der uns von diesem Heilversuch an offensichtlich an Brustkrebs erkrankten Patientinnen berichtet, lebte vor etwa 4500 Jahren in Ägypten. Seine Erfahrungen als medizinischer Praktiker, der immerhin schon Knochenbrüche einzurichten wusste, schrieb er in einer Art Anleitungsbuch nieder. Im sogenannten Papyrus Edwin Smith, 1862 vom namensgebenden Forscher bei einem Händler in Luxor entdeckt, blieben sie erhalten.

Krebs begleitet die Menschheit seit ihrem Bestehen, sogar die Vormenschen waren schon davon befallen, wie 2016 ein Fund in der südafrikanischen Swartkrans-Höhle bewies. Die Forscher diagnostizierten an einer etwa 1,7 Millionen Jahre alten Zehe eine bösartige Geschwulst des Knochens – ein Osteosarkom.

Portugiesische Paläopathologen entdeckten bei einer viertausend Jahre alten ägyptischen Mumie mithilfe einer Computertomografie mehrere runde und dichte Tumoren an den Hüftwirbeln, in den Oberschenkel- und Oberarmknochen – typische Metastasen eines damals natürlich nicht behandelbaren Prostatakarzinoms. Der unglückliche Patient hatte ohne Zweifel eine lange und schmerzhafte Krankheitsgeschichte hinter sich, als er mit ungefähr 55 Jahren starb.

An der Universität Cambridge wurden 2024 an rund 4000 Jahre alten Schädeln aus ägyptischen Gräbern Spuren von Gewebswucherungen gefunden – offenbar Metastasen einer Krebserkrankung. Bei genauerer Analyse stellten die Forscher Schnittspuren an den Schädelknochen fest. Heiler oder Priester hatten offenbar versucht, diese Wucherungen operativ zu entfernen.

In der kasachischen Steppe unweit der Grenze zu China entdeckten Archäologen eine im eisigen Boden gefrorene Mumie einer jungen Frau. Sie lebte wahrscheinlich in einem nomadischen Stamm, der die Altai-Region durchstreifte. Der vor etwa 2600 Jahren bestatteten Frau waren alle Organe entnommen worden, gestorben war sie an Brustkrebs, wie Paläomediziner feststellten. In ihrem Gewebe fanden sich auch Spuren von Marihuana, das sie offenbar zur Schmerzbekämpfung verwendet hatte.

So eindrucksvoll diese Beispiele aus der Archäologie auch sind – in Tausenden Analysen von menschlichen Knochen und Mumien wurden dennoch nur 176 Fälle von malignen Veränderungen entdeckt. Ist Krebs also tatsächlich ein Leiden, das erst mit der Industrialisierung, mit der Exposition von Schadstoffen in Luft und Nahrung und der „westlichen Lebensweise" so weite Verbreitung fand? Haben Überernährung und Fettleibigkeit, Bewegungsmangel, übermäßiger Alkoholkonsum und Tabakrauchen Krebs zu einer „Volkskrankheit" gemacht?

Diese Faktoren haben sicher zur Steigerung der Krebsinzidenz beigetragen, aber die geringe Zahl von entsprechenden archäologischen Befunden täuscht. Denn erst in den letzten Jahrzehnten werden menschliche Relikte und mumifizierte Körper mit modernsten Geräten analysiert. Drei bis vier Millimeter große Tumoren werden erst seit 2005 durch hochentwickelte Computertomografen (CT) sichtbar gemacht. Winzige Knochenmetastasen, wie bei der ägyptischen Mumie mit der Todesursache Prostatakarzinom, hätten die Paläopathologen früher gar nicht entdeckt.

Außerdem ist Krebs eine Krankheit, die in zwei Dritteln der Fälle Menschen jenseits von 65 befällt – ein Alter, das früher nur sehr selten erreicht wurde, weil Infektionskrankheiten wie Tuberkulose, Malaria, Pest, Pocken, Cholera, simpler Durchfall oder einfach Hunger und Kälte die Menschen schon weit früher dahinrafften.

Im Alten Ägypten starben die Armen mit durchschnittlich 30 Jahren, Wohlhabende wurden im Schnitt zwischen 40 und 50 Jahre alt. Außerdem gab es eine hohe Kindersterblichkeit.

In Europa starb im Mittelalter die Hälfte der Kinder vor dem fünften Geburtstag. Eine Londoner Sterbestatistik aus dem Jahr 1632 weist Tausende Todesfälle im Kindbett oder wegen „Fiebers", Auszehrung, Pocken, Masern und Durchfall aus – aber nur zehn Menschen starben in diesem Jahr in London laut Aufzeichnung der Stadt an der Krankheit Krebs.

In Deutschland überlebte in der zweiten Hälfte des 19. Jahrhunderts ein Viertel der Neugeborenen nicht einmal das erste Jahr. Die Sterberate junger Frauen nach der Entbindung lag zwischen 300 und 500 je 100.000 Geburten.

In den Staaten mit dem geringsten Einkommen und der schlechtesten medizinischen Versorgung rangiert Krebs deshalb auch bis heute nicht unter den zehn häufigsten Todesarten. Im Tschad etwa werden Männer im Durchschnitt bloß 51, Frauen leben drei Jahre länger. Das „typische Krebsalter" wird in den ärmsten Entwicklungsländern, also in großen Teilen Afrikas, gar nicht erreicht.

Auch die Menschen in grauer Vorzeit waren Karzinogenen ausgesetzt. Hunderttausende Jahre lang brieten sie ihre Nahrung auf offenem Feuer – oft bis das Fleisch schwarz war. Feuer sorgte in den Verschlägen und Höhlen für Licht und Wärme. Es sorgte aber auch für Rauch und Ruß, in dem überdies noch Fleisch konserviert und damit auch krebserregend gemacht wurde.

Ihren Namen bekam die Krankheit, gegen diese offenbar kein Kraut gewachsen war, vom berühmten griechischen Arzt

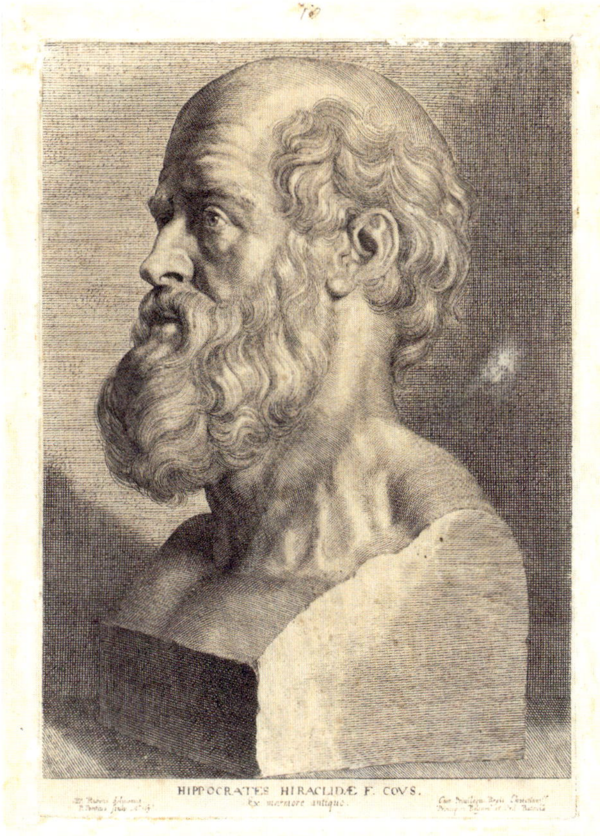

Hippokrates von Kos: Er gab dieser geheimnisvollen Krankheit einen Namen – „Karkinos", das griechische Wort für Krebs.

Hippokrates (460–375 vor unserer Zeitrechnung), der den größten Teil seines Lebens auf der Insel Kos verbrachte, aber zur Fortbildung auch Vorderasien bereiste.

Er beobachtete an seinen Patienten geschwürformende Tumoren und solche, die keine Geschwüre bildeten. Weil sie sich seiner Meinung nach von der Geschwulst wie Krabbenbeine ausbreiteten, gab er dem Leiden den Namen „*karkinos*", das griechische Wort für Krebs.

Hippokrates konnte nur Karzinome an der Körperoberfläche beschreiben, Leichenöffnungen zu wissenschaftlichen Zwecken gab es erst ab dem 16. Jahrhundert. Bis dahin waren sie sowohl bei den Christen als auch bei Juden und Moslems verpönt oder gar verboten. Den Grund für diese „*karkinoma*", wie er sie auch nannte, sah Hippokrates in einem Ungleichgewicht der vier Körpersäfte gelbe Galle, schwarze Galle, Blut und Schleim. Dieses „Ungleichgewicht" wurde bis ins 19. Jahrhundert als Ursache von Erkrankungen angesehen. Hippokrates behauptete, ein Übermaß an schwarzer Galle führe zu Krebs. Mit Diäten, Aderlässen und Abführmitteln versuchte er, dieses Übel und das vermutete Ungleichgewicht zu beseitigen.

Die „Viersäftelehre" des Hippokrates wurde vom griechischen, in Rom lebenden Arzt Galenus (130–200 v. Chr.) präzisiert. Für den Krebs prägte er einen neuen Begriff: *onkos,* das griechische Wort für Geschwulst, das später die einschlägige medizinische Fachrichtung beschreiben sollte. Galenus stimmte Hippokrates zu, dass ein Übermaß an schwarzer Galle Krebs verursache, weil sich diese an einem Ort sammle und in der Folge zu einer festen Masse gerinne. Ein Zuviel an gelber Galle sei hingegen ein Zeichen für heilbare Tumoren, so Galenus. Er versuchte, sie mit einer Wundsalbe aus Opium, Rizinusöl und Schwefel zu behandeln.

Das Mittelalter und die frühe Neuzeit mit all ihren Wirren – Völkerwanderung, Seuchen, Kriege, Hungersnöte – waren kein Zeitalter des medizinischen Fortschritts. Aberglauben siegte meist über Erkenntnis: Frauen und Männer, die versuchten, Kräutermischungen und Destillate zu Heilzwecken herzustellen, wurden nicht selten der Hexerei und des Paktierens mit dem Teufel bezichtigt. Zwischen 1550 und 1750 wurden in Europa rund 60.000 Menschen als Hexen und Hexer verurteilt und bei lebendigem Leib verbrannt, oft auch ertränkt, gevierteilt oder zu Tode gefoltert. Zwei Drittel der Opfer waren Frauen, die

Hälfte dieser von der Kirche gebilligten Morde fand in Deutschland statt, in Österreich gab es rund tausend Opfer der Hexenverfolgungen.

Auch die 70-jährige Mutter des Astronomen Johannes Kepler wurde 1615 in Heilbronn als „Hexe“ festgenommen, eineinhalb Jahre lang in einem tiefen Kerker angekettet und unter der Androhung schwerer Folter ständig verhört. Nach einer Brandrede ihres Sohns wurde sie freigelassen, starb aber wenig später an den Folgen der Haft.

Keplers Mutter hatte einige Frauen mit Heilkräutern behandelt. Eine Schwerkranke behauptete, die alte Kepler habe ihr „vergifteten Wein“ gereicht, worauf sie furchtbare Schmerzen bekommen habe. 24 weitere Zeuginnen schlossen sich dieser Behauptung an, einige fügten hinzu, sie hätten Frau Kepler durch die Wand gehen gesehen – ein damals als „Beweis“ für Hexerei vorgebrachter Vorwurf.

Pünktlich zu Beginn der Neuzeit trat der gebürtige Schweizer Theophrastus Bombastus von Hohenheim (1493–1541), bekannt unter dem „Künstlernamen“ Paracelsus, auf den Plan. Paracelsus verwarf nach mehr als tausend Jahren als Erster die „Viersäftelehre“ von Hippokrates und Galenus. Allerdings ersetzte er sie bloß durch die Theorie von den drei „Lebenssubstanzen“ Quecksilber, Schwefel und Salz.

Richtungsweisender war da schon seine Ansicht, Arzneimittel müssten durch chemische Separation von Pflanzen, Mineralien oder tierischen Stoffen gewonnen werden. Die Syphilis behandelte er nicht unerfolgreich mit Quecksilber, kam nach einigen Fehlgriffen durch Überdosierung aber zum legendären Schluss: „*Erst die Dosis macht's, dass ein Ding kein Gift sei.*“

Paracelsus starb mit 48 Jahren in Salzburg – offenbar an einer Überdosis Quecksilber, wie spätere Untersuchungen seines Skeletts zeigten. Er hatte sich entweder bei seinen Versuchen selbst langsam vergiftet oder er litt ebenfalls an der Syphilis und hatte sich trotz seiner wichtigen Erkenntnis bei der Dosierung geirrt.

Etwa zur selben Zeit kam es zu einem entscheidenden Durchbruch in der Medizin und damit auch in der Erforschung dieser merkwürdigen Krankheit Krebs. Mitte des 16. Jahrhunderts gab die katholische Kirche ihren Widerstand gegen Leichenöffnungen zu wissenschaftlichen Zwecken auf. Bis dahin hatte es nur einige Lehr-Obduktionen an den Universitäten von Bologna, Padua und Montpellier gegeben. Nun wurde erstmals der komplexe Blutkreislauf beobachtet, jetzt konnten die Anatomen und die für die Onkologie besonders wichtigen Pathologen an vielen europäischen Universitäten mit ernsthaften Studien beginnen.

Die Schlüsse, die sie aus ihren Beobachtungen zogen, waren – was Krebs betrifft – von unterschiedlicher Qualität.

Der deutsche Professor Wilhelm Fabry (1560–1634) etwa führte Brustkrebs auf eine Verstopfung der Milchbahnen durch einen Milchpfropfen zurück. Fabry, ein zu seiner Zeit sehr bekannter Chirurg, nahm sogar eine spektakuläre Krebsoperation vor: Er entfernte das von einem Melanom befallene Auge eines Bürgermeisters.

Um 1670 meinte der französische Arzt François de le Boë Sylvius, die Ursache von Krebserkrankungen sei ein chemischer Prozess, bei dem die Lymphflüssigkeit von sauer auf bitter umgewandelt werde, was sich ein wenig an der „Viersäftetheorie" des Hippokrates orientierte. Dauerhafteren Erfolg als diese Theorie hatte ein von François Sylvius erfundener Heiltrank aus Alkohol und Wacholderbeeren, den er unter dem Namen „Genever" bei der Behandlung von Patienten einsetzte. Der Trank ist heute unter dem Namen Gin in jedem Supermarkt erhältlich.

Einen anderen Denkansatz verfolgte der niederländische Arzt Nicolaes Tulp (1593–1674), der eine Zeit lang auch Bürgermeister von Amsterdam war (ein Gemälde von Rembrandt van Rijn

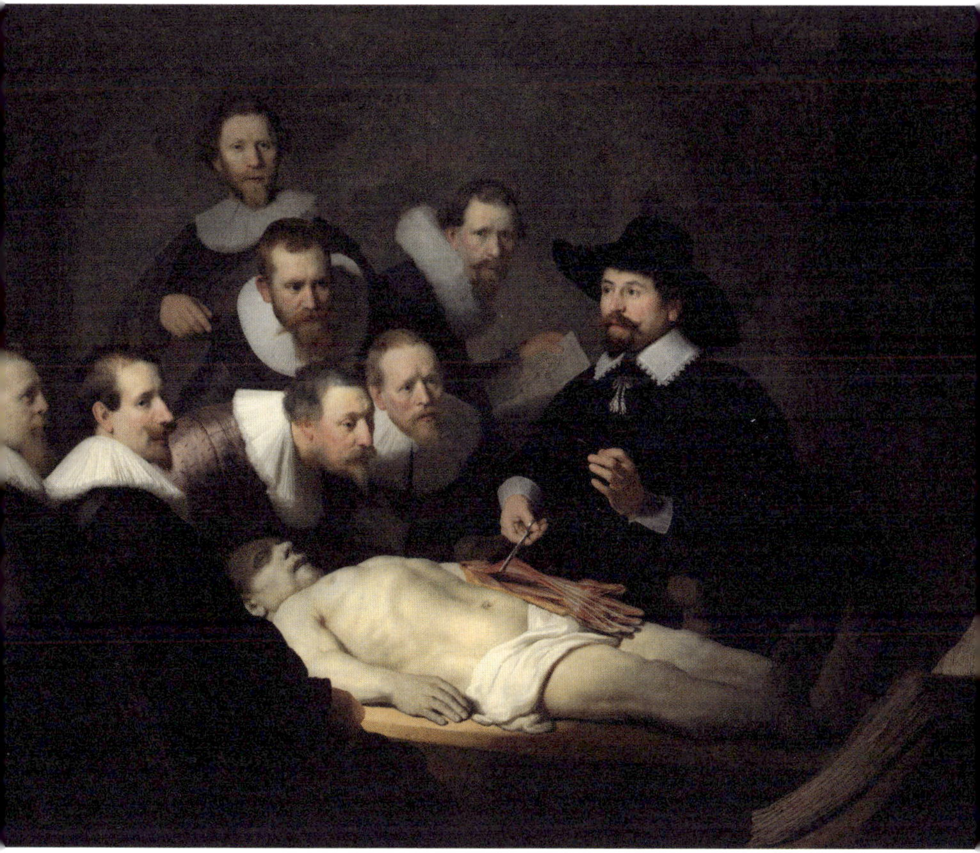

Rembrandts Gemälde „Die Anatomie des Doktor Tulp“: Bei Krebs verbreite sich Gift im Körper, vermutete der Amsterdamer Arzt und Bürgermeister.

aus dem Jahr 1632 zeigt Tulp und seine Schüler bei einer der frühen Obduktionen). Krebs, so Tulps Theorie, sei eine Art Gift, das sich langsam im ganzen Körper verbreite. Tulps These wurde nach der Erfindung des Mikroskops zu Beginn des 18. Jahrhunderts durch eine wichtige Entdeckung untermauert: Krebs verbreitete sich tatsächlich über Blut- und Lymphbahnen, um sich schließlich in entfernten Körperregionen anzusiedeln, wo dann weitere Geschwulste entstanden.

Aber noch tappte die Medizin bei der Suche nach den Ursachen für diese Erkrankung und nach einer Therapie weitgehend im Dunkeln.

Der Italiener Bernardino Ramazzini stellte 1730 die Theorie auf, die hohe Zahl von an Brustkrebs erkrankten Nonnen sei darauf zurückzuführen, dass diese nicht schwanger würden: Die überflüssigen Reproduktionsorgane würden sich zersetzen und wären damit anfällig für Krebs. Heute wissen wir, dass Brustkrebs mit hormonellen Veränderungen verbunden ist und eine Schwangerschaft das langfristige Risiko, an Brustkrebs zu erkranken, vermindert.

Der bekannte preußische Arzt Friedrich Hoffmann (1660–1742) kam zu abstrusen Schlüssen, die auf Ramazzinis These aufbauten. Mit Frauen konfrontiert, die trotz regen Sexuallebens Brustkrebs entwickelten, postulierte er, zu heftiger Geschlechtsverkehr begünstige Brustkrebs, weil es dadurch zu einer Lymphblockade käme. Auch Hoffmann entwickelte eine Tinktur, die seine Theorien überdauerte: Die noch immer erhältlichen „Hoffmannstropfen" sollen – so jedenfalls der Beipackzettel – bei Schwächeanfällen helfen.

Zunehmend stießen die frühen Mediziner aber auch auf bis heute gültige Erkenntnisse. So konstatierte der Chefchirurg der Pariser Charité Henry François Le Dran (1685–1770), Brustkrebs sei anfänglich eine Geschwulst lokaler Natur, die Heilungsaussichten würden sich erst verschlechtern, wenn der Krebs seinen Weg in die Lymphbahnen fände. Man müsse daher sowohl die Brust als auch die Lymphknoten in der Achselhöhle entfernen. Diese These war fast zwei Jahrhunderte lang der „Goldstandard" in der Brustchirurgie.

Freilich: Ohne Anästhesie und bei fehlender Hygiene waren solche Operationen eine Höllenqual – und das meist mit Todesfolge. Der schottische Chirurg Alexander Monro (1697–1767), Begründer der Edinburgh Medical School und ein entschlossener Gegner der Operation bei Brustkrebs, hatte für seine Skepsis ein gutes Argument: Von 60 Frauen, denen wegen einer Krebsgeschwulst die Brust abgenommen wurde, lebten zwei Jahre später gerade noch zwei.

Aber langsam begannen sich die Nebel zu lichten und wie nicht selten in der Krebsmedizin war der nächste Schritt nach vorn mit einem besonderen Wissenschaftler verbunden. In diesem Fall war es der Londoner Mediziner Percivall Pott (1714–1788), ein Spross der englischen Oberschicht, Universitätslehrer und Besitzer der lukrativsten Arztpraxis der Hauptstadt.

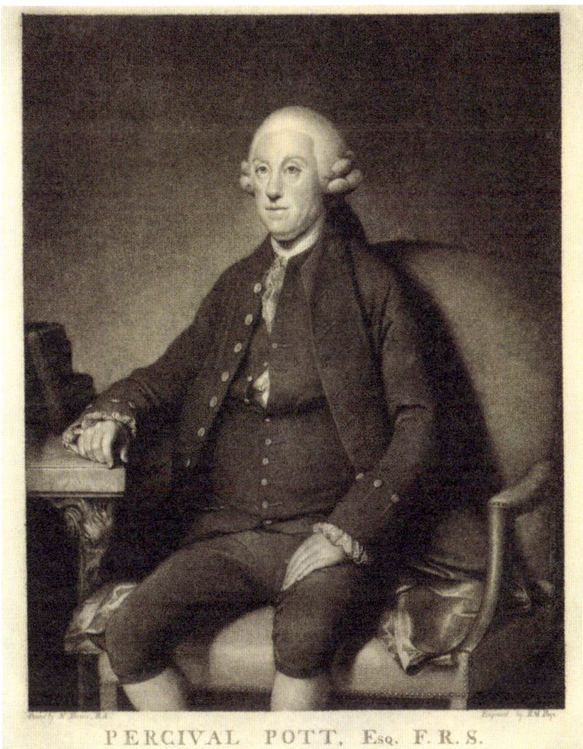

Londons Star-Mediziner Percivall Pott: Er beschrieb erstmals die Metastasierung von Krebs – ohne noch dieses Wort zu verwenden.

Schon 1739 beschrieb Pott in der angesehensten wissenschaftlichen Fachzeitschrift der Aufklärung, den „Philosophical Transactions“, einen interessanten Fall: Pott hatte einem Mann einen zwischen der Muskulatur des Oberschenkels gelegenen Tumor entfernt. Der Patient war zunächst beschwerdefrei, dann allerdings verschlechterte sich sein Zustand zusehends. Alle Behandlungen versagten, Kuraufenthalte in Bath brachten keine Besserung. Der Patient starb zwei Jahre nach der Operation. Pott sezierte ihn und fand viele weitere Tumormanifestationen in den Knochen, aber auch in anderen Organen.

Ohne den Begriff zu verwenden, beschrieb Pott damit erstmals detailliert die Metastasierung von Krebs, in diesem Fall jene eines aggressiven Liposarkoms, das sich aus Fettzellen entwickelt.

1775 gelang Pott als erstem Wissenschaftler auch der Nachweis, dass bestimmte Substanzen und Chemikalien Krebs hervorrufen können. Ihm waren die vielen jungen Schornsteinfeger aufgefallen, die mit einem offenen Krebsgeschwür am unteren Teil ihres Hodensacks in seine Praxis kamen. Als eine *„oberflächliche, schmerzhafte, zerklüftete, krank aussehende Wunde“*, beschrieb er diese praktisch ausschließlich bei dieser Berufsgruppe auftretende Schwäre.

In London wurden Waisen schon in früher Kindheit für die harte und gefährliche Arbeit an und in den Kaminen der großen Stadt eingesetzt. Das Mindestalter betrug acht Jahre. Ab der Pubertät fanden sich bei auffällig vielen der jungen Rauchfangkehrer die von Pott festgestellten Skrotalkarzinome. Diese seien ohne Zweifel eine Folge der jahrelangen Exposition von Ruß und anderen Schadstoffen in den Hautfalten des Hodensacks, postulierte der Arzt. Bald fand sich sogar ein eigener Name für die von Percivall Pott diagnostizierte Krankheit: der Schornsteinfegerkrebs. Der Mediziner hatte damit erstmals eine Berufskrankheit identifiziert, die durch ein Karzinogen entsteht.

An der tristen Wirklichkeit änderte das vorerst wenig: Noch 1815, also vier Jahrzehnte nach Potts Entdeckung, gab es in London 1100 Schornsteinfeger unter fünfzehn Jahren.

Etwa zur selben Zeit als Percivall Pott in London erstmals karzinogene Substanzen identifizierte, gelang seinem Arztkollegen Edward Jenner (1749–1823) hundert Kilometer außerhalb der Hauptstadt ebenfalls eine bahnbrechende Entdeckung: Aus dem Sekret der Pusteln von an den harmlosen Kuhpocken erkrankten Mägden entwickelte Jenner eine hochwirksame und sichere Impfung gegen die echten Pocken. Diese kosteten damals etwa ebenso vielen Menschen das Leben wie heute Krebserkrankungen. Ab 1802 wurden am Wiener Allgemeinen Krankenhaus die ersten Massenimpfungen gegen die Pocken durchgeführt.

Auch im Verständnis von Krebs sollte es im neuen Jahrhundert die ersten großen Schritte geben.

MIT STAHL GEGEN KREBS

Das 19. Jahrhundert beginnt mit einem prominenten Krebstoten – Ein berühmter Arzt entdeckt, dass die Krankheit in Zellen entsteht – Die Chirurgen übernehmen

Als man seinen Magen öffnete, war alles klar: Der Patient war innerlich verblutet, da waren sich die acht zur Autopsie angetretenen Mediziner einig. Spanien, Ägypten, fast ganz Europa und das halbe Russland hatte dieser Napoleon erobert, der da jetzt leblos unter den Messern der Pathologen lag. Mit nur 52 Jahren hatte ihn ein langes und quälendes Leiden gefällt – fern der Heimat und noch ferner den großen Schlachtfeldern, auf denen er sich seinen Ruhm erstritten und Abertausende junge Männer in den Tod geschickt hatte.

Napoleon Bonaparte (1769–1821) hat die Verbannung auf das entlegene Eiland St. Helena im südlichen Atlantik nur sechs Jahre lang überlebt und es waren keine guten Jahre. Zuerst nahm er, der nun Untätige, ständig zu und wog bei 1,68 m Körpergröße bald 91 Kilogramm, wie Forscher der Universität Bern später anhand der für ihn im Exil geschneiderten Hosen errechneten. Doch nach einiger Zeit fühlte er sich kraftlos und müde, das feuchte und windige Klima des Inselteils, in dem Napoleons Exilquartier stand, das sogenannte Longwood House, trug nicht eben zu Wohlbefinden bei.

Den gewesenen Kaiser quälte vor allem die Verdauung – und das schon seit geraumer Zeit. Der Appetit ließ nach, er klagte über Schmerzen, erbrach sich oft und verlor ständig an Gewicht. In seinen letzten Lebenswochen wog Napoleon noch etwa 67 Kilogramm, errechneten die Berner Forscher anhand der vermessenen Hosen. Er hatte jetzt auch Schluckbeschwerden und konnte nur noch flüssige Nahrung zu sich nehmen. Am 5. Mai 1821

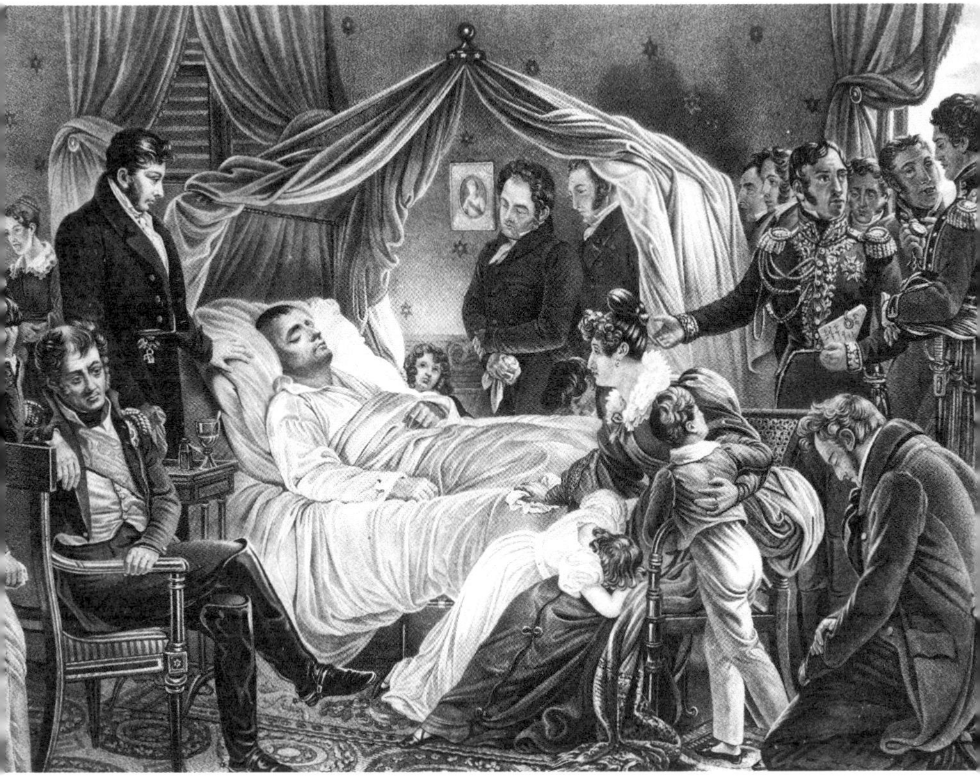

Napoleon am Totenbett im Exil auf St. Helena: Der vertriebene Ex-Kaiser starb 1821 mit großer Wahrscheinlichkeit an Magenkrebs.

starb der Mann, der ein dramatisches Kapitel der europäischen Geschichte geschrieben hatte.

Lange hatte man angenommen, Napoleon sei langsam vergiftet worden, in seinen Haaren war schließlich Arsen entdeckt worden. Manche Historiker meinten sogar den Täter zu kennen, einen aus Frankreich mitgereisten Gefährten des Vertriebenen. Aber das Arsen entpuppte sich bloß als Konservierungsmittel für die Napoleon am Totenbett abgeschnittenen Haarlocken. Das Gift wurde für derartige Zwecke häufig verwendet, weil es Läuse fernhielt.

Ein Team von Pathologen hat im Jahr 2021 zum 200. Todestag Napoleons die überlieferten Autopsie-Befunde ihrer frühen Kollegen noch einmal überprüft und die Todesursache endgültig festgeschrieben: Der entmachtete Kaiser starb an Magenkrebs. Die von den damals an der Obduktion beteiligten Ärzten hinterlassenen Aufzeichnungen berichten von einem großen Tumor, der sich vom Mageneingang bis zu dessen Ausgang zog und von einer Geschwulst am Magenausgang – einer Magenausgangsstenose, wie sie häufig bei Magenkrebs auftritt und die Nahrungsaufnahme verunmöglicht – begleitet war.

Die Napoleon schon lange plagenden Magenbeschwerden waren offenbar auf eine chronische Gastritis zurückzuführen gewesen. Heute würde man an eine Infektion mit dem Bakterium Helicobacter pylori denken, das Gastritis, Magengeschwüre und in weiterer Folge Magenkrebs verursachen kann.

Von Helicobacter pylori wie von anderen Bakterien wusste man damals natürlich noch lange nichts. Allerdings hatte der Belgier Antoni van Leeuwenhoek (1632–1723), im Brotberuf Tuchhändler, schon 1675 mit einem selbst gebauten Mikroskop kleine Tierchen *(„animalcula“)* im Teichwasser entdeckt – wohl Bakterien und Protozoen. Er fand solche *„animalcula“* auch im menschlichen Speichel und an den Zähnen. Leeuwenhoek begann daraufhin, seine Zähne mit Salz abzureiben und mit Essigspülungen zu gurgeln – ein erster Ansatz zur Desinfektion. Der Zusammenhang zwischen bestimmten Krankheiten und bakteriellen Infektionen wurde aber erst im Lauf des 19. Jahrhunderts entdeckt.

Einer der wesentlichen Schritte zur Ermöglichung von chirurgischen Eingriffen – auch bei Krebs – war die Prophylaxe gegen diese Infektionen. Der schottische Chirurg Joseph Lister (1827–1912) verwendete ab 1865 Karbol zur Desinfektion vor Operationen.

Gegen Ende des 19. Jahrhunderts wurden Sterilisatoren und Desinfektionsmittel für die Hand- und Wund-Desinfektion allgemein eingesetzt. Damit war ein großer Schritt zur Vermeidung von bakteriellen Infektionen als Operationsfolge getan. Eine wichtige Entdeckung, die dazu beitrug, bakterielle Infektionen zu verhindern, war zuvor schon Ignaz Semmelweis (1818–1865) gelungen.

Semmelweis hielt am Wiener Allgemeinen Krankenhaus den Tod durch Kindbettfieber mittels Chlorkalk in Schach, mit dem sich die geburtshelfenden Ärzte die Hände desinfizieren mussten. Viele dieser Geburtshelfer hatten unmittelbar davor Obduktionen durchgeführt. Die Sterblichkeit im Kindbett sank durch die neue Maßnahme rasch von 30 auf 1,3 Prozent.

Allerdings führen bakterielle Infektionen nicht nur zu Komplikationen bei Eingriffen, sie können auch – wie wahrscheinlich bei Napoleon – an der Krebsentstehung beteiligt sein. 1906 wurde erstmals gezeigt, dass solche Keime selbst im sauren Milieu des Magens dauerhaft überleben können. Aber erst 1989 machten die australischen Forscher Robin Warren und Barry J. Marshall Helicobacter pylori als Ursache der Magenentzündung, der Gastritis, aber auch von Magengeschwüren bis hin zum Magenkrebs aus. Eine Infektion mit Helicobacter pylori kann heute mit Antibiotika gut behandelt werden, die Gastritis-Symptome verschwinden, Magengeschwüre bilden sich zurück, das Magenkrebs-Risiko sinkt deutlich.

Die beiden australischen Wissenschaftler waren mit ihren Erkenntnissen lange auf die Ungläubigkeit der Mehrheit der Gastroenterologen gestoßen. Diese hielten Gastritis für eine Folge von Stress. Barry Marshall führte deshalb einen spektakulären, wenn auch heute als ethisch problematisch empfundenen Selbstversuch durch und trank ein mit Helicobacter verseuchtes Präparat. Tatsächlich entwickelte er innerhalb weniger Tage eine Magenentzündung und in der Folge Magengeschwüre. Mit Antibiotika wurde Marshall beides los.

2005 wurden Robin Warren und Barry J. Marshall mit dem Medizin-Nobelpreis ausgezeichnet.

Etwa die Hälfte der Weltbevölkerung und ein Drittel der Europäer ist mit Helicobacter pylori infiziert, wobei die Infektion in gewissen Weltgegenden, wie etwa Japan, besonders häufig vorkommt. Dort wurden entsprechend ausgedehnte Präventionsprogramme mit regelmäßigen Gastroskopien zur Vermeidung von Magenkrebs etabliert.

Inzwischen ergaben Studien, dass Menschen schon vor vielen Tausend Jahren das Bakterium in sich trugen. 2016 wurde aus der 5300 Jahre alten alpinen Gletscher-Mumie „Ötzi" ein Helicobacter-Genom isoliert, das asiatischen, nicht aber europäischen Stämmen des Bakteriums ähnelt. Ötzis Vorfahren dürften, so die Annahme, aus Anatolien ins heutige Oberitalien zugewandert sein. Sein letztes Mahl hatte übrigens aus Steinbock bestanden, wohl auf offenem Feuer gebraten: Der Mann aus der Kupferzeit trug Zunder und Braunkohle bei sich.

Die Helicobacter-pylori-Infektion ist eines der Beispiele für die enge Verquickung von Infektionen mit Bakterien oder Viren mit bösartigen Erkrankungen. Davon wird später noch die Rede sein.

Im selben Jahr, in dem Napoleon auf Sankt Helena an Magenkrebs starb, 1821, wurde in Pommern ein Junge geboren, der später zu einem der Väter der modernen Medizin werden sollte: Rudolf Virchow (1821–1902). Virchow, Sohn eines Fleischers, hatte aus Geldmangel nicht an einer Universität, sondern an der Militärärztlichen Akademie in Berlin studiert. Zwar habilitierte er 1847 an der Berliner Charité, aber eine Karriere an dieser berühmten Klinik blieb ihm aus politischen Gründen vorerst verwehrt: Virchow hatte 1848 an der Seite der Aufständischen aktiv an der Revolution in Berlin teilgenommen und sich sogar am Barrikadenbau beteiligt.

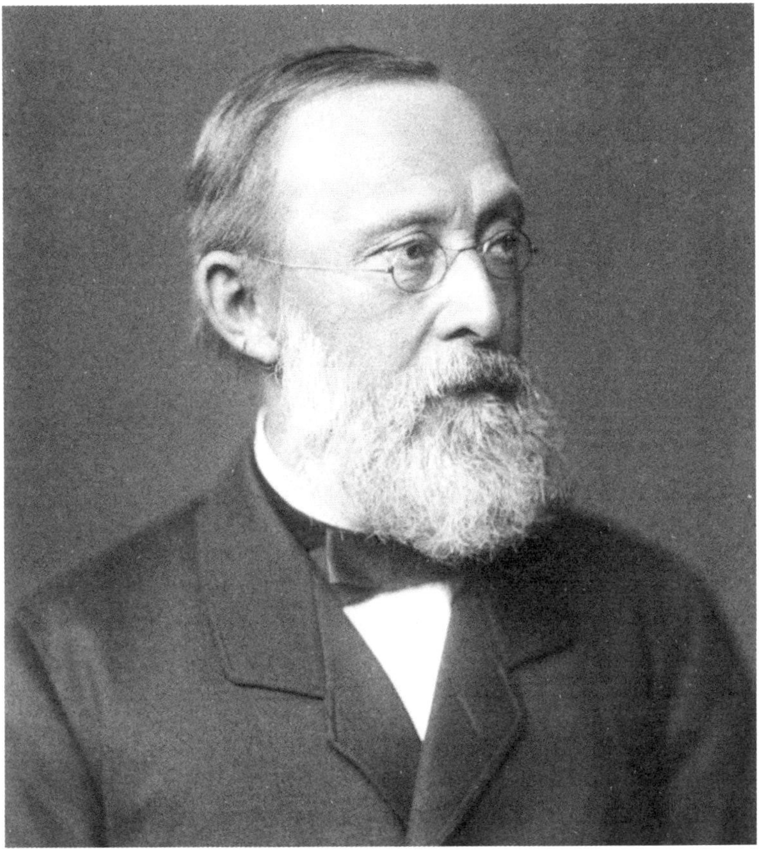

Pathologe Rudolf Virchow: Er ortete den Ursprung von Krebs in den Zellen. Die Charité wollte ihn nicht aufnehmen, weil er 1848 an der Revolution teilnahm.

Er wich nach Würzburg aus, wo er sofort den Lehrstuhl für Pathologische Anatomie bekam. Aufsehen erregten seine Mikroskopierkurse, bei denen er die Studenten mit präparierten Zellschnitten konfrontierte. 1858 veröffentlichte Virchow seine Forschungsergebnisse in einem Buch: „Die Cellularpathologie in ihrer Begründung auf physiologische und pathologische Gewebelehre". Darin argumentierte er, dass Krankheiten – besonders Krebs – durch „Fehler" in Zellen hervorgerufen würden. Mehr noch: Zellen selbst würden aus anderen Zellen *(„Omnis cellula e cellula")* und nicht wie bis dahin angenommen aus unförmigem Schleim entstehen. Durch seine Gewebeschnitte war er in der Lage, unter dem Mikroskop von Krebs befallenes Gewebe zu identifizieren, das sich ungebremst zu Geschwulsten auswuchs.

Die Berliner Charité hatte 1856 den aus politischen Gründen verstoßenen Virchow reumütig zurückgebeten und ihm eine Professur angetragen. Auch er konnte die geheimnisvolle Krankheit Krebs nicht enträtseln, schuf aber mit seinen Beobachtungen entscheidende Grundlagen dafür. Nicht umsonst ist der vergrößerte „Virchow-Lymphknoten" in der linken Schlüsselbeingrube nach ihm benannt, der bis heute klinisch hinweisend für das Bestehen von Tumoren des oberen Verdauungstrakts ist, vor allem von Magenkrebs.

Virchow war auch der Schöpfer des Begriffs „Leukämie", abgeleitet vom griechischen Wort *„leukos"* (weiß) und *„haima"* (Blut). Er hatte das unkontrollierte Überschießen des „weißen Bluts" (eine Hyperplasie), also eines unkontrolliert starken Zellwachstums, anhand von zwei Fällen analysiert.

Beim ersten Fall, von dem Virchow nur durch einen Bericht Kenntnis erlangte, suchte 1845 ein 28-jähriger Patient mit geschwollener Milz in Schottland den Arzt John Bennett auf. Die bei der Untersuchung erkennbare Milzschwellung wurde von schwerer Erschöpfung begleitet. Bennett war ratlos. Rasch kamen nun Fieber, Blutungen und Schmerzattacken dazu, auch die Lymphknoten unter den Achseln, am Hals und in den Leisten schwollen an. Der junge Mann, ein Dachdecker, starb bald danach. Bei der Obduktion stellte der Arzt eine verblüffend hohe Zahl weißer Blutkörperchen fest, er verfasste eine Studie über diesen Fall.

Rudolf Virchow selbst war wenig später mit einem ähnlichen Kasus konfrontiert: Eine Köchin, Mitte fünfzig, litt an denselben Symptomen wie der schottische Dachdecker. Nach ihrem Tod fanden sich ganze Klumpen weißer Blutkörperchen in der stark vergrößerten Milz, allerdings gab es in ihrem Körper keine Entzündung oder gar einen Eiterherd, der das überschießende „weiße Blut" erklären konnte.

Virchow wusste natürlich kein Heilmittel gegen diese offenbar schicksalhaft verlaufende Krankheit und er wusste auch nicht, warum sie ausbrach. Aber er hatte ihr Prinzip erkannt: „*Omnis cellula e cellula.*" Die weißen Blutkörperchen hatten sich ungebremst vermehrt. Heute würden Ärzte wohl in beiden Fällen rasch eine Leukämie diagnostizieren.

Virchow scheiterte ausgerechnet bei seinem prominentesten Patienten: dem deutschen Kaiser. 1888 bestieg Friedrich III. im Alter von 58 Jahren als Sohn Wilhelms I. den Thron des neuen, erst 1871 gegründeten deutschen Kaiserreichs. Friedrich, ein leidenschaftlicher Raucher, litt da schon an so schwerer Heiserkeit, dass er kaum ein Wort herausbrachte. Gewebeproben von Stimmbändern stufte Virchow als harmlos ein. Tatsächlich hatte man die Proben aber an den falschen Stellen entnommen, wie später festgestellt wurde. Nach nur 99 Tagen im Amt starb der deutsche Kaiser an metastasierendem Kehlkopfkrebs.

Ein Homo politicus blieb Rudolf Virchow sein Leben lang, er saß sogar für die Freisinnige Partei im Reichstag – einer entschiedenen Gegnerin von Reichskanzler Otto von Bismarck.

Virchow starb 1902 an den Folgen eines Unfalls: Der 81-Jährige war in Berlin von einer noch fahrenden „Elektrischen Straßenbahn" abgesprungen und hatte sich den Oberschenkel gebrochen.

Neben Virchows Erkenntnis, wie Krebs entstehen könnte, und den Fortschritten bei der Desinfektion gab es etwa zur selben Zeit eine weitere bahnbrechende Entdeckung, die nun auch ausgedehntere Operationen auf dem Gebiet der Krebsmedizin möglich machte: die moderne Anästhesie.

Ärzte hatten schon im Altertum mit pflanzlichen Extrakten aus Mohn (Opium), Alraunen (Mandragora) oder Bilsenkraut (es enthält Scopolamin) experimentiert, um bei operativen Eingriffen Betäubung und Schmerzlinderung zu erzielen.

Später wurde vor Eingriffen auch Alkohol zur Betäubung verabreicht. Experimente zeigten allerdings, dass völlige Schmerzfreiheit nur mit einer schweren Alkoholvergiftung erreichbar war. Man versuchte auch, Patienten mit Hypnose zu betäuben.

Manche Chirurgen wollten auch gar keine völlige Schmerzfreiheit bei Operationen erreichen. Viele orientierten sich bei ihren Eingriffen an Schmerzäußerungen der Patienten. Nicht selten hatte das auch religiöse Gründe: Frauen müssten mit Schmerzen ihre Kinder gebären, heißt es in der Bibel. Darauf beriefen sich manche Geburtshelfer noch im 20. Jahrhundert.

In diesen Jahren also, als Rudolf Virchow in Deutschland den Mechanismus der Zellteilung und ihre Fehlleitung entdeckte, wandte der Arzt William Thomas Morton erstmals die Äthernarkose an, die Betäubung mit Diäthyläther. Er praktizierte sie erstmals 1846 im Universitätshospital in Boston, Massachusetts, an einem jungen Patienten mit einer Geschwulst an der linken Halsseite. Die Klinik gehörte zur Harvard Medical School, der Hörsaal, in dem die Operation stattfand, trägt bis heute den Namen „Ether-Dome".

Schon im darauffolgenden Jänner 1847 wurde im Wiener Allgemeinen Krankenhaus erstmals einem narkotisierten Patienten ein Bein amputiert. Franz Schuh, Leiter der Chirurgischen Abteilung, hatte das Betäubungsmittel zuvor an Hunden und an sich selbst erprobt.

Damit war auch der Weg zu komplexeren Operationen frei, etwa jene, bei denen Frauen Krebsgeschwulste an der Brust entfernt werden sollten. Das hatte man schon vorher versucht, für die oft nur notdürftig mit Alkohol und Opium sedierten Patientinnen war das mit furchtbaren Qualen verbunden. Man dürfe sich von den Schreien der Frauen nicht irritieren lassen, meinte

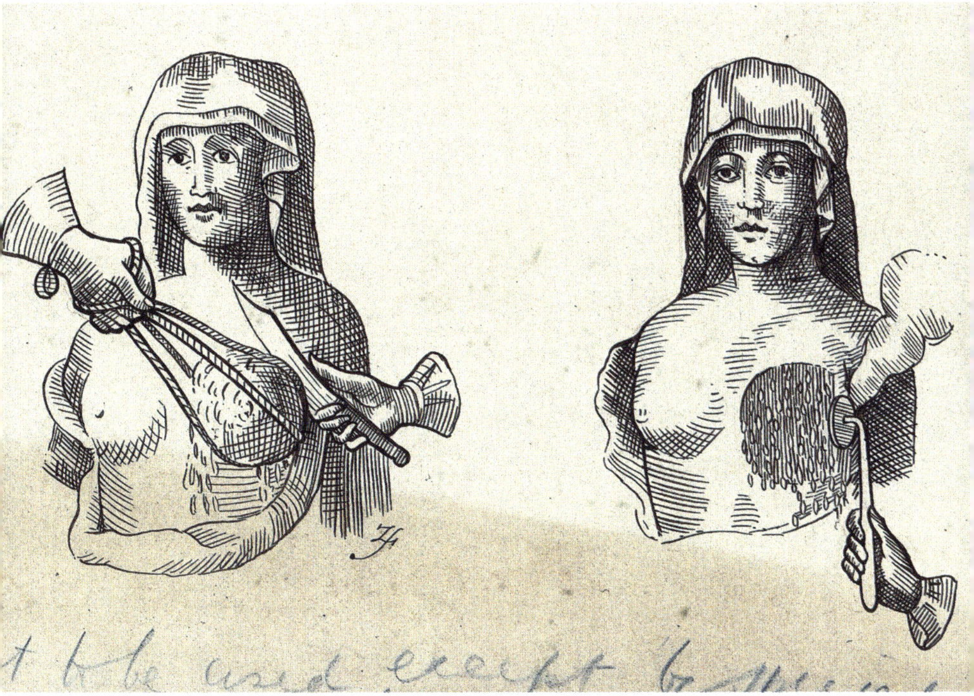

Darstellung einer Brustoperation im 19. Jahrhundert: Die Patientinnen wurden nur notdürftig mit Alkohol und Opium betäubt.

der Arzt Lorenz Heister (1683–1758) in seinem 1718 erschienen Lehrbuch für Chirurgen: „*Viele haben Courage und durchstehen die Operation ohne viel Gejammer.*"

Eine der Bedauernswerten, die Hamburgerin Margarethe Milow erkrankte im Alter von 46 Jahren an Brustkrebs und wurde 1795 ohne Narkose operiert: „*Ich machte die Augen zu, und es war geschehen. Ich öffnete die Augen und sah die blutige Brust liegen*", beschrieb sie in ihren Aufzeichnungen die Tortur. Sie überlebte die Operation immerhin um ein Jahr und starb danach an Metastasen.

In Japan operierte der Chirurg Seishu Hanakoa (1760–1835) schon ab 1804 Frauen, die an Brustkrebs litten, nachdem er ihnen als Anästhetikum eine selbst gebraute Mixtur eingeflößt hatte, die Scopolamin, Atropin und andere Wirkstoffe enthielt. Hanakoa hatte zwanzig Jahre lang experimentiert, um die richtige Mischung zu finden. Er nannte sie Tsūsensan. Die Mixtur begann nach zwei bis vier Stunden zu wirken, danach hielt die Narkose bis zu 24 Stunden an. Insgesamt führte Hanakoa 156 Operationen durch, von denen man wegen der selbst gewählten Abschottung Japans im Rest der Welt erst 40 Jahre später erfuhr.

Aber Mitte des 19. Jahrhunderts, als Anästhesie und Infektionsprävention auch in Europa fortgeschritten waren, wurde auch hier immer öfter versucht, Krebsgeschwulste mit dem Skalpell zu bekämpfen. Der Londoner Chirurg James Hewitt Moore begann 1867, vom Krebs befallene Brüste radikal und vollständig zu entfernen. Allerdings waren viele Ärzte aufgrund der eher bescheidenen Ergebnisse der Meinung, diese Operationstechnik wäre nicht radikal genug und wäre daher nicht ausreichend, um die Erkrankung zu beherrschen.

1894 veröffentlichte der amerikanische Arzt William S. Halsted eine Studie, in der er die in den fünf Jahren zuvor am berühmten Johns Hopkins Hospital in Baltimore durchgeführten Brustoperationen analysierte. Sein Schluss: Brustkrebs müsse chirurgisch noch radikaler und so ausgedehnt wie möglich operiert werden, auch der große Brustmuskel und die in der Achsel liegenden Lymphknoten seien zu entfernen. In etwas modifizierter und weniger radikaler Form hielt sich dieser Operationsstandard (*„Halsted's procedure"*) bis in die 1960er-Jahre.

Heute herrscht ein anderes biologisches Verständnis von Brustkrebs vor. Diese die Frauen verstümmelnde Technik wurde längst zugunsten von meist schonenderen Eingriffen aufgegeben, sie berücksichtigen die körperliche Integrität der betroffenen Frauen, soweit es nur geht. Dazu aber später.

Auch Krebsoperationen an anderen Organen waren seit der Entdeckung und Verfeinerung der Anästhesie möglich. In Wien operierte der Chirurg Theodor Billroth (1829–1894) im Jahr 1881 erfolgreich ein Magenkarzinom. Bei einer 43-jährigen Patientin, die wie seinerzeit Napoleon Symptome wie ständige Schwäche, Blässe, Schmerzen und dauerndes Erbrechen zeigte, wurde Krebs am Magenausgang festgestellt. In einem 90-minütigen Eingriff entfernte Billroth einen apfelgroßen Tumor und fügte den nun verkleinerten Magen und den Zwölffingerdarm wieder zusammen – ein damals sensationeller Eingriff. Sein optimistischer Befund zwei Wochen nach der Operation: „*Meine Magenresicierte muss ich, soweit es die Operation betrifft, als geheilt erklären.*" Die Patientin starb dennoch vier Monate später.

Drei Jahre danach entnahm Billroth einem prominenten Theaterschriftsteller eine von Krebs befallene Niere. Die Operation gelang, aber der Patient starb ein halbes Jahr später an einem Rezidiv, also einem Rückfall.

Die Chirurgie, das zeigte sich jetzt, war ein wichtiges Mittel im Kampf gegen Krebs, aber sie war ohne weitere therapeutische Maßnahmen unzureichend.

Der auf der deutschen Ostseeinsel Rügen geborene Theodor Billroth, Leiter der Chirurgischen Universitätsklinik am Wiener AKH, war ein ausgezeichneter Musiker, glühender Deutschnationaler und überzeugter Antisemit. Ein Hühne von Gestalt wog er 120 Kilogramm und rauchte ständig. Sein Familienleben – Billroth war verheiratet und hatte drei Kinder – war offenbar katastrophal: „*Jedes Mitglied der Familie Billroth ist in Gegenwart des anderen traurig, nur lustig, wenn er allein ist*", schrieb er an eine Bekannte. „*Else sagte, sie sei jetzt zur Überzeugung gekommen, dass es eine solche Familie mit einer solchen permanenten Grabesstimmung wie bei uns überhaupt nicht gäbe.*" 1894 starb Billroth im Alter von 65 Jahren im Seebad Abbazia nach einem Herzanfall.

Zwei Jahre nach Billroths Tod begann sein vielleicht engster Freund, der Komponist Johannes Brahms (1833–1897) zu kränkeln. Ende Mai 1896 fühlte er sich abgeschlagen, im Juni begann Brahms, Gewicht zu verlieren, im Juli kam eine Gelbsucht dazu. Ab Oktober quälte ihn ein schlimmer Juckreiz, im Dezember der Rückenschmerz. Seine Gallenblase war stark angeschwollen. Es folgten Darmblutungen. Brahms wurde zunehmend apathisch und desorientiert. Gegen die Schmerzen verabreichte man ihm Morphium.

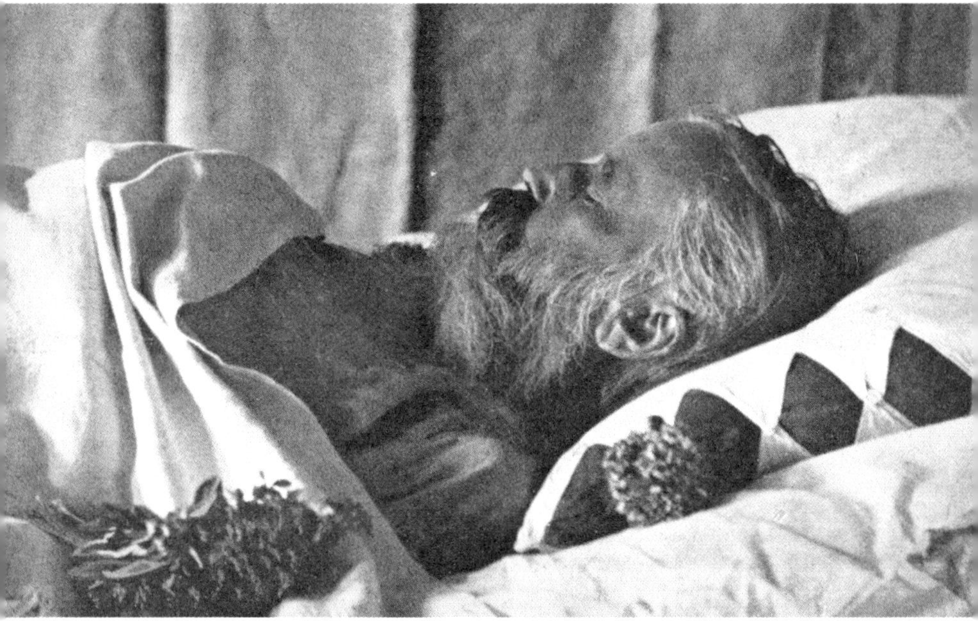

Johannes Brahms 1897 am Totenbett: Der Komponist starb an einem Pankreaskarzinom mit Absiedelungen in der Leber.

Johannes Brahms starb am 3. April 1897 in seiner Wohnung hinter der Wiener Karlskirche. Nach den Recherchen des Wiener Internisten und Medizinhistorikers Anton Neumayr (siehe Literaturverzeichnis) war die Todesursache ein neuroendokrines

Karzinom der Bauchspeicheldrüse, das Absiedlungen in der Leber verursacht hatte, was viele der geschilderten Symptome erklärt.

Das 19. Jahrhundert hatte mit einem prominenten Krebstoten begonnen – Napoleon – und es endete mit dem Krebstod eines der berühmtesten Komponisten seiner Zeit.

Das heraufdämmernde neue Jahrhundert sollte bald eine neue Waffe gegen den Krebs bringen: die Behandlung mittels der von Conrad Wilhelm Röntgen entdeckten Strahlen.

DIE STÜRMISCHE JAHRHUNDERTWENDE

Die Entdeckung der Röntgenstrahlen verändert die Medizin – Forscher geben ihr Leben für die Wissenschaft – Hormone als Krebsbeschleuniger

Welch Triumph! Zuerst, am 12. Jänner 1896, empfing ihn Kaiser Wilhelm II.; dann, zwei Wochen später fand sich die gesamte Gelehrtengemeinde Berlins im Physikalischen Institut ein und beschloss nach minutenlangem Jubel spontan, das Ergebnis seiner Forschungen nach ihm zu benennen: „Röntgenstrahlen“ sollten sie fortan heißen. Fast 130 Jahre später tragen sie noch immer den Namen ihres Entdeckers Wilhelm Conrad Röntgen (1845–1923). Röntgen freute sich wohl über die von den Gelehrtenkollegen zuerkannte Ehre, die von ihm entdeckte Strahlung mit seinem Namen zu versehen. Er selbst nannte sie „X-Strahlen“, auf Englisch heißen sie bis heute *„X-rays“*.

Dem im heutigen Ruhrgebiet geborenen Sohn eines Tuchfabrikanten, den man aus disziplinarischen Gründen vorzeitig aus der Schule geworfen hatte, war auch ohne Schulabschluss eine der bedeutendsten Erfindungen des an Neuerungen überreichen 19. Jahrhunderts gelungen. Röntgen hatte sich als Gasthörer – ordentlicher Student durfte er ja nicht werden – zum Physiker ausgebildet und an der Universität Würzburg über das Verhalten von Licht in Gasen geforscht. 1895 ließ er in einer Glasröhre, in der Vakuum herrschte, einen Kathodenstrahl auf eine Anode prallen. Die Röhre war mit einer Schicht aus dunklem Papier abgedeckt. Was nun geschah, beschrieb er später so: *„Ich schickte einen Strom durch die Röhre und bemerkte quer über das Papier eine eigentümliche schwarze Linie (...) Es kamen Strahlen von der Röhre, welche eine lumineszierende Wirkung auf den Schirm ausübten.“*

Zwei Wochen später, am 22. Dezember 1895 gelang ihm das erste „Röntgenbild“ der Geschichte. Es zeigte die Hand seiner Frau mit ihrem Ehering. Und abermals zwei Wochen danach stand er eben vor seinem Kaiser.

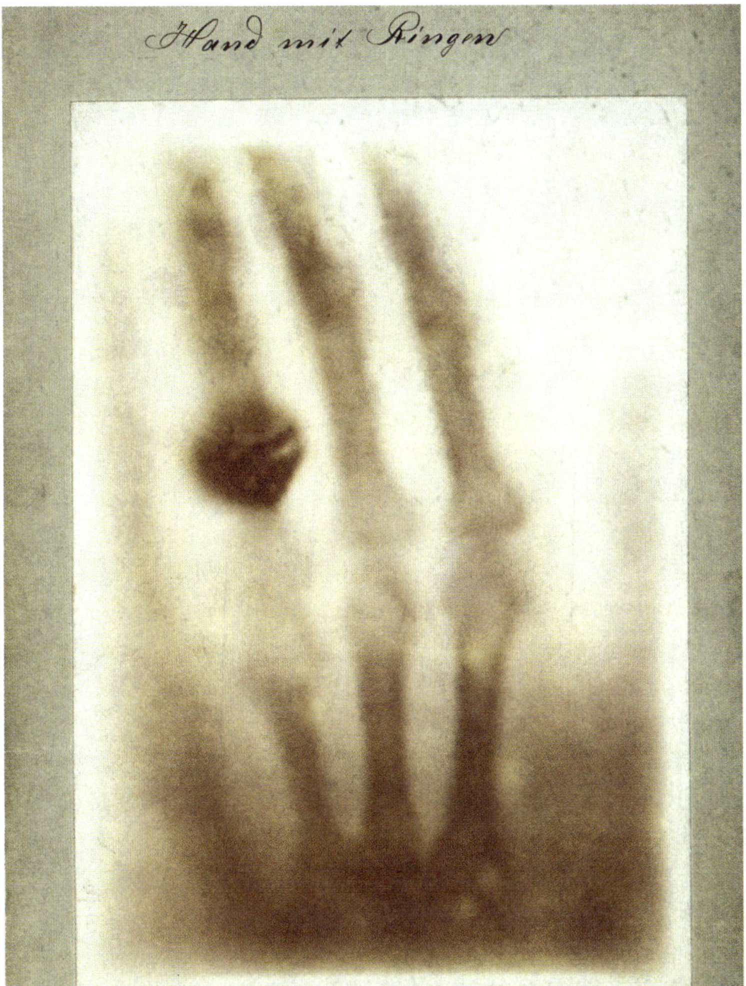

Das erste „Röntgenbild“: Konrad Röntgen nahm es kurz vor Weihnachten 1895 von der Hand seiner Frau auf. Gut sichtbar: der Ring.

Schon hatte sich die Kunde von Röntgens seltsamem Apparat bis nach Wien durchgesprochen: „*Ein deutscher Physiker, dessen Ruf bisher nicht eben groß war, hat eine Entdeckung gemacht, die geeignet ist, ihn unter die berühmtesten Männer einzureihen. Professor Conrad Röntgen soll nach Versuchen, die er in Würzburg durchgeführt hat, so weit gekommen sein, dass er das Unsichtbare im buchstäblichen Sinn photographiren kann*“, hieß es im „Deutschen Volksblatt“.

Der Physiker hatte sofort die Bedeutung seiner Entdeckung erkannt und großherzig auf ihre Patentierung verzichtet: Möglichst viele solcher Apparate sollten zum Wohle der Menschheit gebaut werden. Die Neuerung war ja tatsächlich atemberaubend. Erstmals sah man nun Knochenbrüche und allerlei Verformungen im Inneren des Körpers, ohne diesen zu öffnen.

1901 war der Schulabbrecher Wilhelm Conrad Röntgen der erste Träger des Nobelpreises für Physik. Das Preisgeld in der Höhe von 50.000 Kronen spendete er der Universität Würzburg. Das ihm angebotene Adelsprädikat lehnte er ab.

Vielleicht ging man in der Folge zu sorglos mit seiner Erfindung um. Bald zeigte sich, dass die Strahlen, wenn sie falsch dosiert waren und man sich nicht vor ihnen schützte, Hautveränderungen, Krebs und schwere Knochenmarkschäden bis zur Leukämie verursachen können. Einige Mediziner starben daran. Diese neue Art der Erkrankungen nannte man „Strahlenkrankheit“. Eine Erklärung für den Einfluss von Röntgenstrahlen auf die Krebsentstehung gelang erst Jahrzehnte später dem U.S.-amerikanischen Genetiker Hermann Muller (1880–1967), der dafür 1946 den Nobelpreis erhielt.

Zu diesem Zeitpunkt hatte man schon gelernt, mit der neuen Technologie sicher umzugehen.

Die medizinischen Möglichkeiten der Röntgenstrahlen auf therapeutischem Gebiet hatte schon bald nach Röntgens Entdeckung, 1897, der Arzt Leopold Freund erkannt. An der Wiener

Universitätsklinik behandelte Freund bei einer jungen Patientin mittels dieser Methode ein sogenanntes „Tierfell-Muttermal" und veröffentlichte sechs Jahre später das erste Lehrbuch zur Strahlentherapie: „Grundriss der gesamten Radiotherapie für praktische Ärzte".

1912 behandelte der deutsche Arzt Otto von Franqué erfolgreich eine Patientin, die an Eierstockkrebs litt, mit Röntgenstrahlen. Danach wurde die Strahlenbehandlung in der gynäkologischen Krebstherapie fast ebenso häufig eingesetzt wie die Chirurgie.

Fast gleichzeitig mit Wilhelm Röntgen hatte der französische Physiker Henri Becquerel 1896 entdeckt, dass es auch Elemente gibt, die von selbst strahlen, für die man also keine Apparatur benötigte. Er hatte eine Fotoplatte in sein Labor gelegt und diese mit lichtundurchlässigem Papier abgedeckt. Darauf deponierte er Uranpräparate. Zu seinem Erstaunen hatte sich die Fotoplatte einige Stunden später schwarz verfärbt, obwohl sicher kein Lichtstrahl auf sie gefallen war. Das Uran selbst strahlte – schwach zwar, aber es genügte für die Schwärzung der Fotoplatte. In seinem Bericht an die französische Akademie der Wissenschaften schrieb Becquerel: „*Aus diesen Versuchen muss geschlossen werden, dass die betreffende Substanz eine Strahlung aussendet, die das lichtundurchlässige Papier durchdringt. Es lässt sich sehr einfach überprüfen, dass die Strahlung nicht nur schwarzes Papier, sondern auch verschiedene Metalle wie Aluminiumblech und eine dünne Kupferfolie durchdringt.*" Becquerel hatte die Radioaktivität entdeckt, ohne sie noch so zu benennen.

Das taten zwei Jahre nach deren Entdeckung die in Warschau geborene Physikerin Marie Curie (1867–1934) und ihr Mann Pierre (1859–1906). Sie hatten an der Pariser Sorbonne eine weitere natürliche, also nicht mit Elektrizität erzeugte Strahlenquelle gefunden, die sich wie Röntgenstrahlen medizinisch einsetzen ließ: das Element Radium. Die Strahlung von Radium ist

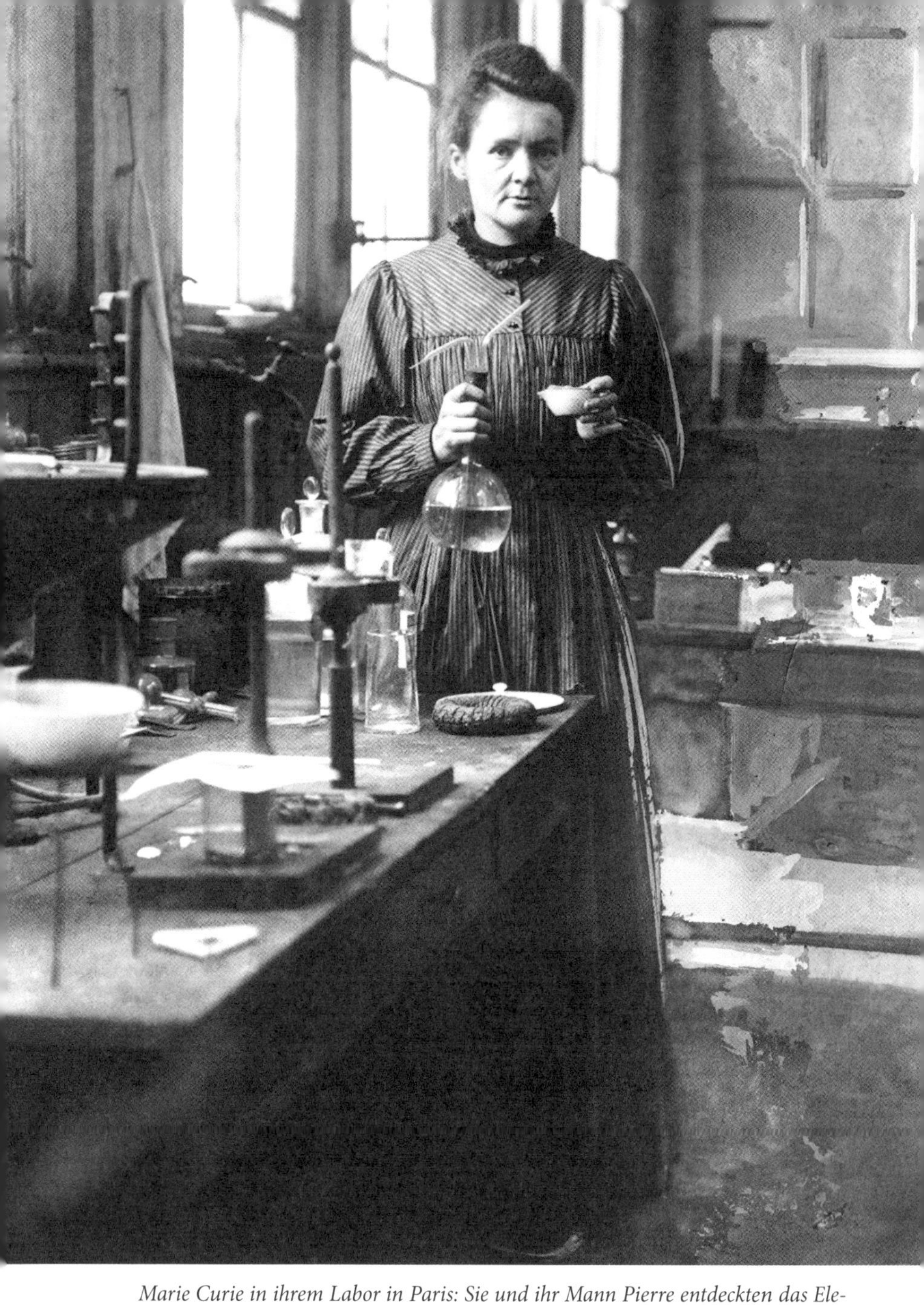

Marie Curie in ihrem Labor in Paris: Sie und ihr Mann Pierre entdeckten das Element Radium. Die Forscherin starb später an den Folgen der Strahlung.

energiereicher als Röntgenstrahlung und kann tiefer in den Körper eindringen. Radium war allerdings rar. Um die für die Anwendung nötigen Mengen zu beschaffen, mussten neue Abbaustellen in den USA, in Kanada und Afrika gefunden werden.

1903 wurde Marie Curie gemeinsam mit ihrem Mann Pierre und Henri Becquerel der Nobelpreis für Physik zugesprochen. 1911 wurde ihr für die Entdeckung des Elements Polonium – benannt nach ihrer Heimat Polen – auch der Nobelpreis für Chemie verliehen. 1935 bekam auch Marie Curies Tochter Irène Joliot-Curie gemeinsam mit ihrem Mann Frédéric den Chemie-Nobelpreis für weitere Forschungsarbeiten mit Polonium.

Nun ging es um die medizinische Nutzbarmachung dieser Entdeckungen. Der Pariser Internist Henri-Alexandre Danlos hatte die Radiumstrahlung auf Drängen von Pierre Curie bereits 1901 zur Behandlung von Hauterscheinungen im Zuge der Autoimmunkrankheit Lupus erythematodes („Schmetterlingskrankheit") angewendet. Er versuchte auch, Strahlungsquellen ins Innere des Körpers nahe an einen Tumor zu bringen, was diesen tatsächlich schrumpfen ließ. Eine als „Brachytherapie" benannte und bis heute verwendete Vorgangsweise bringt die Strahlenquelle direkt in das tumoröse Gewebe ein und wirkt daher unmittelbar am Zielorgan.

Wegen der spektakulären Ergebnisse wurde 1910 auch in der Wiener Boltzmanngasse, in unmittelbarer Nachbarschaft des Allgemeinen Krankenhauses, ein Institut für Radiumforschung errichtet. Die Initiative dafür ging von einem großzügigen Mäzen aus, dem Industriellen Carl Kupelwieser. In seinem Stiftungsbrief schrieb Kupelwieser sinngemäß, er wolle nicht länger tatenlos zusehen, wie die Donaumonarchie den Anschluss an die internationale Forschung verliere, darum finanziere er nun selbst eine Einrichtung für dieses neue Forschungsfeld.

Von 1945 bis 1974 wurde das Institut von Berta Karlik geleitet, einer der wenigen Frauen auf dem Gebiet der Nuklearphysik.

Das immer noch bestehende Institut (es heißt heute „Institut für Radiumforschung und Kernphysik“) brachte seit seiner Gründung vier Nobelpreisträger hervor, darunter den 2022 mit dem Nobelpreis für Physik ausgezeichneten Anton Zeilinger.

In der Frühzeit der neuen Radium-Therapien waren die Erwartungen allerdings übertrieben hoch. Als Marie Curie 1921 in die USA reiste, vermeldete das die „New York Times“ auf der Titelseite mit der Schlagzeile: *„Madame Curie hat vor, dem Krebs ein Ende zu bereiten.“* Curies Beteuerung, *dass „Radium kein Heilmittel gegen jede Art von Krebs“* sei, brachte das Blatt erst auf Seite 22.

Dennoch war die Begeisterung für diese Form der Therapie gewaltig. Das 1932 in Oslo gegründete Krebsspital wurde „Radiumhospitalet“ genannt.

Aber die Wissenschaft forderte auch ihre Opfer.

Marie Curie durchleuchtete im Ersten Weltkrieg an der Kriegsfront Soldaten in einem mobilen „Röntgenwagen“ und bekam selbst die „Strahlenkrankheit“. Sie starb 1934 im Alter von 66 Jahren an einer durch Schädigung des Knochenmarks hervorgerufenen Bluterkrankung, Folge ihres langjährigen Umgangs mit radioaktiven Elementen. Ähnlich erging es ihrer Tochter Irène Joliot-Curie, die 1956 im Alter von 59 Jahren an Leukämie starb, was wohl ebenfalls auf das lebenslange Hantieren mit radioaktivem Material zurückzuführen war.

Auch Henri Becquerel, der Entdecker der Radioaktivität, wurde ein Opfer seiner Forschung. Er starb 55-jährig an den Folgen ionisierender Strahlung. Zuvor hatte die von ihm entdeckte Radioaktivität seine Haut verbrannt. Die Maßeinheit für diese von ihm entdeckten Strahlen ist nach ihm benannt.

Conrad Röntgen erkrankte 1923 im Alter von 78 Jahren an Darmkrebs, an dem er auch verstarb. Dieser war allerdings wohl nicht auf die von ihm entdeckte Strahlung zurückzuführen. Den Großteil seines Vermögens hatte Röntgen durch die galoppierende Inflation verloren, den Rest vermachte er testamentarisch wohltätigen Einrichtungen.

Sein behandelnder Arzt, der berühmte Ferdinand Sauerbruch, wollte seinem Patienten Röntgen vor dessen Tod die Schattenseiten seiner Erfindung deutlich machen: Viele Ärzte würden sich nun nur noch auf die „Röntgen-Bilder" verlassen und die Patienten nicht mehr ordentlich untersuchen. Viele Jahrzehnte später wissen wir, dass sich Fortentwicklungen auf dem Gebiet der Radiologie, etwa die Computertomografie, unvergleichlich besser für die Diagnose innerer Erkrankungen eignen als die rein „physikalische" Krankenuntersuchung.

Die auf den Entdeckungen der Pioniere basierende Strahlentherapie kommt heute bei vielen Krebsbehandlungen erfolgreich zum Einsatz.

Aber auch auf anderen Gebieten gab es um die Jahrhundertwende wichtige Fortschritte und aufopfernde Wissenschaftler.

Der in Würzburg forschende Theodor Boveri (1862–1915), ein enger Freund Conrad Röntgens, hatte als Erster festgestellt, dass die verschiedenen Chromosomen einer Körperzelle unterschiedliche Erbanlagen enthalten (Chromosomen hatten Schweizer Botaniker bereits Mitte des 19. Jahrhunderts in Pflanzen entdeckt). Boveri vermutete, dass Fehlschaltungen bei der Mitose, also bei der Zellteilung, zu Krebskrankheiten führen würden – eine Annahme, die erst viele Jahrzehnte später bestätigt wurde.

Boveri betrieb seine Zellforschung an Seeigel-Eiern und Pferdespulwürmern (Ascaris lumbricoides) und wurde selbst von seinen Forschungsobjekten befallen. Im Juli 1915 schrieb er an einen Freund: *„Vorgestern ist mir ein Ascaris lumbricoides (Männchen) abgegangen, mit einem so stark braun-grün gefärbtem Darm, daß ich den Verdacht habe, die Bestie habe sich viel-*

leicht in die Gallenwege verlaufen gehabt. Gemein, wenn die Viecher, mit denen man sich beschäftigt hat, sich nun mit einem selbst beschäftigen." Da sich nun auch Schmerzen einstellten, wurde Boveri die Gallenblase entfernt. Danach litt er an einer Rippenfellentzündung mit schwerem Fieber. Theodor Boveri verstarb am 15. Oktober 1915 im Alter von 53 Jahren. Nach eingehendem Studium der alten Krankenakte kamen Medizinhistoriker vor einigen Jahren zum Schluss, Boveri sei tatsächlich von Pferdespulwürmern befallen gewesen, mit denen er ja ständig experimentiert hatte. Der Parasit habe schließlich auch zu seinem Tod geführt.

In den wissenschaftlich so ertragreichen 1890er-Jahren gab es auch auf einem völlig anderen Feld der Krebsforschung eine bemerkenswerte, aber noch lange nicht erklärbare Entdeckung: Der schottische Chirurg George Beatson hatte 1895 beobachtet, dass sich der Tumor bei einer an Brustkrebs erkrankten Patientin nach der Entfernung der Eierstöcke verkleinerte. Natürlich ahnte Beatson nicht, welch revolutionärer Entdeckung er auf der Spur war. Er hatte den für Krebszellen stimulierenden Effekt des Hormons Östrogen entdeckt, ohne dieses Hormon selbst zu kennen. Aber nun wusste man, dass geschlechtsspezifische Tumoren in ihrem Wachstum von entsprechenden Hormonen abhängig sein können. Eine befriedigende biologische Erklärung oder gar eine Behandlungsmöglichkeit jenseits der Chirurgie gab es aber nicht.

Weil damals noch keine mikroskopische Unterscheidung zwischen hormon-abhängigen und hormon-unabhängigen Tumorzellen getroffen werden konnte, musste man alle Frauen in identer Weise behandeln. Mit radikalen Konsequenzen. Bis spät in das 20. Jahrhundert hinein wurden bei jungen, an Brustkrebs leidenden Frauen im gebärfähigen Alter die Eierstöcke, aber auch andere hormonproduzierende Organe wie die Nebennieren oder die Hirnanhangsdrüse chirurgisch entfernt. Aber wie sollte man sich die Erkrankung von Frauen nach dem Wechsel erklären, deren Eierstöcke gar nicht mehr aktiv waren? Die Antwort auf diese Frage ließ noch auf sich warten.

Wie beim Brustkrebs wurde fast ein halbes Jahrhundert später bei einem anderen geschlechtsspezifischen Tumor, dem Prostatakarzinom, eine ähnliche Entdeckung gemacht: Hormone förderten offenbar das Krebswachstum. 1941 führte Charles Huggins, der später für seine Arbeiten den Nobelpreis erhielt, bei Männern mit Prostatakarzinom eine beidseitige Kastration durch, also eine Entfernung der Hoden. Dieser Weg war durchaus erfolgreich, wenn auch in seiner Wirkung nicht anhaltend. Nach einiger Zeit schritt das Tumorgeschehen wieder voran.

Erst gegen Ende der 1950er-Jahre fand man die ersten wissenschaftlichen Erklärungen für dieses Phänomen, als gezeigt werden konnte, wie Hormone in Tumorzellen gelangten und deren Wachstum stimulierten.

DIE MACHT DER CHEMIE

Die 1940er-Jahre: Neue Medikamente – Ein berühmter Baseballspieler ist einer der ersten Patienten, die mit „Chemotherapie" behandelt werden

Die Fotos der schwer gezeichneten Soldaten mit den dicken Binden über den verätzten Augen wurden ikonisch: Auf den Schlachtfeldern von Flandern, Nordfrankeich oder im Tal des Isonzo hatte ihnen das in Granaten gefüllte Chlorgas Augen und Lungen zerfressen. Während des Ersten Weltkriegs starben 100.000 Soldaten aller Armeen an Giftgas, mehr als eine Million trug bleibende Schäden davon.

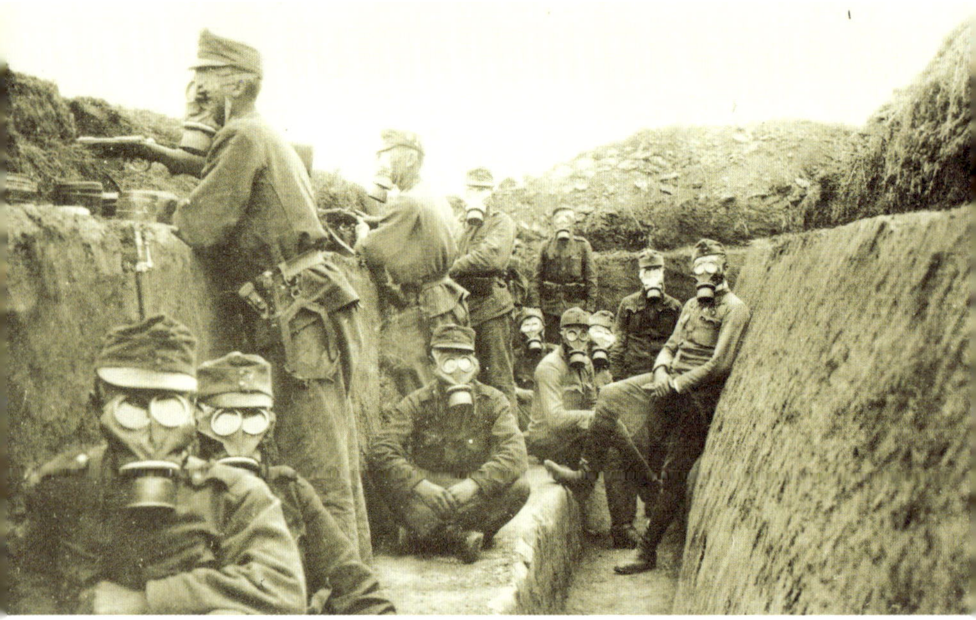

Grabenkampf im Ersten Weltkrieg: Das dabei verwendete Senfgas wurde später zur Grundlage für das erste Chemotherapeutikum gegen Krebs.

1915 hatte das deutsche Kaiserreich als erste der kriegführenden Nationen Giftgas eingesetzt, die Entente-Mächte zögerten nicht lange mit einer entsprechenden Antwort. Ab 1916 verwendete auch Österreich-Ungarn Gasgranaten. Kaiser Franz Joseph, der sich zuvor gegen einen Gaskrieg gewehrt hatte, stimmte schließlich zu, nachdem man ihm fälschlicherweise mitgeteilt hatte, Italien habe mit dem Einsatz von Gas begonnen.

Es war damals schwer vorstellbar, dass eines der eingesetzten Giftgase ein Vierteljahrhundert später der Schlüssel zu einer effektiven Behandlung der gefürchteten und nach wie vor nur in seltenen Fällen heilbaren Krebskrankheit werden sollte.

Obwohl der Einsatz von Giftgas 1925 durch das Genfer Protokoll geächtet worden war, forschten zu Beginn des Zweiten Weltkriegs fast alle am Krieg beteiligten Staaten an neuen Chemiewaffen.

Aber es gab auch positive Nebeneffekte dieser Forschung. In den USA etwa wurden Louis Goodman und Alfred Gilman, zwei angesehene Pharmakologen an der Yale Universität in Connecticut, vom US-Verteidigungsministerium beauftragt zu untersuchen, ob sich die im Ersten Weltkrieg eingesetzten Substanzen auch für die medizinische Anwendung nutzen ließen.

Goodman und Gilman experimentierten mit Senfgas, einem schwer hautschädigenden Kampfstoff aus der Gruppe der Stickstoff-Loste, die bei Raumtemperatur nicht gasförmig, sondern flüssig sind. Das deutsche Heer hatte Senfgas erstmals 1917 in einer Schlacht bei Ypern eingesetzt, Mussolinis Italien warf Senfgas-Granaten 1935 während des Abessinien-Feldzugs auf Städte und Dörfer in Ostafrika ab.

Senfgas rief Dauer-Erbrechen hervor, die Körper der Opfer waren mit Abszessen übersät, viele erblindeten. Auch ein deutscher Gefreiter namens Adolf Hitler erblindete vorübergehend, als die französischen Truppen ab September 1917 Senfgas-Granaten abfeuerten. Seinen Namen trug der Stoff wegen des an Senf erinnernden Geruchs.

Obwohl im Zweiten Weltkrieg kein Giftgas eingesetzt wurde, genehmigte Präsident Franklin D. Roosevelt 1943 die Verschiffung von 2000 Senfgas-Granaten ins inzwischen von den Alliierten besetzte Süditalien. Das amerikanische Kriegsschiff SS John Harvey lief vom algerischen Oran kommend den Hafen von Bari an, als gerade die deutsche Luftwaffe mit dem Bombardement der Stadt und ihrer Hafenanlagen begann. Die John Harvey wurde getroffen, die explodierenden Gasgranaten vergifteten 628 Marinesoldaten, 83 von ihnen starben.

Der Vorfall wurde erst 1967 bekannt, weil die USA die gegen das Kriegsrecht verstoßende Verschiffung von Giftgas auf den europäischen Kriegsschauplatz verheimlichen wollten. Die an den verstorbenen Soldaten durchgeführten Autopsien ergaben, dass vor allem die weißen Blutkörperchen im Knochenmark der Opfer zerstört waren. Der *„nitrogen mustard"* („Stickstoffsenf") griff also Zellen an, die sich rasch teilten. Konnte man auch entsprechende Wirkungen auf Krebszellen erwarten?

Den beiden vom US-Verteidigungsministerium beauftragten Wissenschaftlern war bald klar, dass Senfgas für ihre Arbeit im Labor zu flüchtig war. Es galt also, zunächst die Zusammensetzung etwas zu verändern: Sie ersetzten ein Stickstoffmolekül durch ein Schwefelmolekül und testeten die neue Substanz an einer Labormaus mit einem großen Tumor. Der Tumor verschwand, kehrte aber nach kurzer Zeit wieder zurück. Dennoch war das Experiment ein Erfolg: Die Überlebenszeit der Maus war deutlich länger, als angesichts der Größe des Tumors zu erwarten gewesen wäre.

In der Folge erprobten Louis Goodman und Alfred Gilman den für den Giftgas-Krieg entwickelten Wirkstoff an einem 47-jährigen Fabriksarbeiter aus Polen, der einige Jahre zuvor in die USA eingewandert war. Bei ihm war ein fortgeschrittener

Lymphknotenkrebs diagnostiziert worden. Sein Zustand hatte sich immer weiter verschlechtert, die Lage war inzwischen hoffnungslos, der Mann hatte nichts mehr zu verlieren. Goodman und Gilman verabreichten ihm zehn Tage hintereinander eine Dosis, die sie an einem Hasen getestet hatten, der sie überlebte.

Bereits nach vier Tagen gab der Patient an, er schlafe jetzt besser, Bewegung falle ihm leichter und er habe auch wieder Appetit. Nach zwei Wochen hatte sich sein Zustand weiter verbessert, er benötigte allerdings Bluttransfusionen, weil die Zahl der roten Blutkörperchen stark gesunken war. Einen Monat nach Beginn der Behandlungen waren die Geschwulste an den Lymphknoten, an Hals und Nacken praktisch verschwunden. Allerdings kehrte die Erkrankung nach einem weiteren Monat zurück. Ein zweiter Durchgang mit dieser Chemotherapie brachte nur noch wenig. Drei Monate nach Beginn der Behandlung starb der anonym gebliebene Mann, der als „Patient null" bezeichnet wurde.

Aber die Therapie hatte das Leben des Schwerkranken ohne Zweifel etwas verlängert.

Mit den Arbeiten von Goodman und Gilman war nun zwar der erste Beweis für die Wirkung von Chemotherapie bei Krebs erbracht, aber es war klar, dass noch viel Laborarbeit geleistet werden musste, um ein anhaltendes Behandlungsergebnis zu erzielen.

Dies versuchte der Pathologe, Onkologe und Kinderarzt Sidney Farber (1903–1973), dem ein bis heute gebräuchliches Medikament zu verdanken ist. Farber wurde schon im Alter von 26 Jahren als Instruktor an der renommierten Harvard Medical School in Boston eingesetzt, 1948 erhielt er eine Professur. Heute ist in Harvard das Krebszentrum nach ihm benannt. Seine Forschungen betrieb Farber vor allem am Bostoner Children's Hospital. Dort war er auch mit der häufigsten Krebsart bei Kindern konfrontiert: der akuten lymphatischen Leukämie. Nach der Diagnose dieser rasch voranschreitenden Krankheit lebten die Kinder – es betraf vor allem Zwei- bis Fünfjährige – damals nur noch einige Wochen oder bestenfalls wenige Monate.

Farber fand heraus, dass ausgerechnet die Wirkung eines wichtigen Vitamins, der Folsäure, Vorstufen von Krebszellen zum Wachstum anregen kann. Gemeinsam mit der New Yorker Pharmafirma Lederle (sie existiert nicht mehr) entwickelte er zwei Medikamente, die diese Wirkung der Folsäure blockierten: Aminopterin und das bis heute in der Krebstherapie eingesetzte Methotrexat. Die Überlebensraten der Kinder stiegen damit deutlich.

Später wurde das Medikament in der Krebstherapie meist mit anderen Zytostatika kombiniert. Heute überleben bis zu 90 Prozent der jungen Patientinnen und Patienten mithilfe komplexer Therapien die früher meist schicksalhaft verlaufende Krankheit.

Farbers Erkenntnisse überdauerten die Zeiten. Brustkrebs, Lymphome, Harnblasenkarzinome, Knochensarkome – das alles sind immer noch Anwendungsgebiete seiner Entdeckung. Auch das seltene Chorionkarzinom, das von der menschlichen Placenta seinen Ursprung nimmt, konnte so zum ersten Mal geheilt werden.

In niedriger Dosierung wird Methotrexat heute auch gegen Krankheiten des rheumatischen Formenkreises wie Arthritis oder Psoriasis (Schuppenflechte) mit Gelenksbeteiligung angewendet.

Etwa zur selben Zeit, als in Boston und New York das neue Krebstherapeutikum Methotrexat entwickelt wurde, erkrankte ein amerikanischer Nationalheld mit Beziehungen zu beiden Städten an Krebs: Baseball-Star George Herman „Babe" Ruth (1895–1948), in den USA der populärste Sportler seiner Zeit. Babe Ruth hatte seine Laufbahn bei den Boston Rex Sox begonnen bei den New York Yankees erreichte sie ihren Höhepunkt. Er war ein gefürchteter linkshändiger *„pitcher"*, also ein Werfer.

1935 beendete Babe Ruth seine Karriere und genoss die Prominenz. 1947, da war er gerade 53, erkrankte er an Krebs. Die Ärzte diagnostizierten ein fortgeschrittenes Larynxkarzinom, also Kehlkopfkrebs, was dem heftigen Rauch- und Trinkverhalten des ehemaligen Stars entsprach. Sie erwogen, Babe Ruth das neue, bis dahin nur an wenigen Patienten erprobte und ebenfalls in den Lederle-Labors entwickelte Teropterin zu verabreichen. Teropterin unterband ähnlich wie die zuvor von Sidney Faber entwickelten Medikamente die Wirkung der Folsäure auf die Zellteilung.

Bei den ersten Tests hatte das neue Therapeutikum das Leben von Todgeweihten verlängert, bei allen Probanden hatte es zumindest die Schmerzen reduziert.

Auch das „Time"-Magazin wurde auf die neue Therapie aufmerksam. Im Dezember 1947 hieß es dort: *„Die Ärzte wissen nicht genau, warum das Medikament funktioniert. Aber man hofft, dass Teropterin am ehesten jenes Mittel ist, um Krebs zu bekämpfen, das man so lange gesucht hat."*

Babe Ruth vertrug das ihm im New Yorker Mount Sinai Hospital verabreichte Medikament gut, im Frühjahr 1948 kam er bei einem Match der New York Yankees sogar auf das Stadion-Spielfeld, gestützt auf seinen Baseball-Bat. Das Foto des Auftritts wurde ikonografisch und mit dem Pulitzerpreis ausgezeichnet.

Aber die Besserung in Babe Ruths Zustand war nicht von Dauer. Er starb im August 1948. Sein Sarg wurde zwei Tage lang im Yankee Stadium aufgebahrt, fast 80.000 Menschen defilierten daran vorbei.

Später stellte sich heraus, dass Babe Ruth nicht an Kehlkopfkrebs, sondern an einem Nasopharynxkarzinom litt, also an einem Nasen-Rachenraum-Krebs. Die meist bei 40- bis 60-jährigen Männern auftretende Krankheit wird heute neben chirurgischen Interventionen mit einer Kombination von Strahlentherapie und einem erst viel später entwickelten Chemothe-

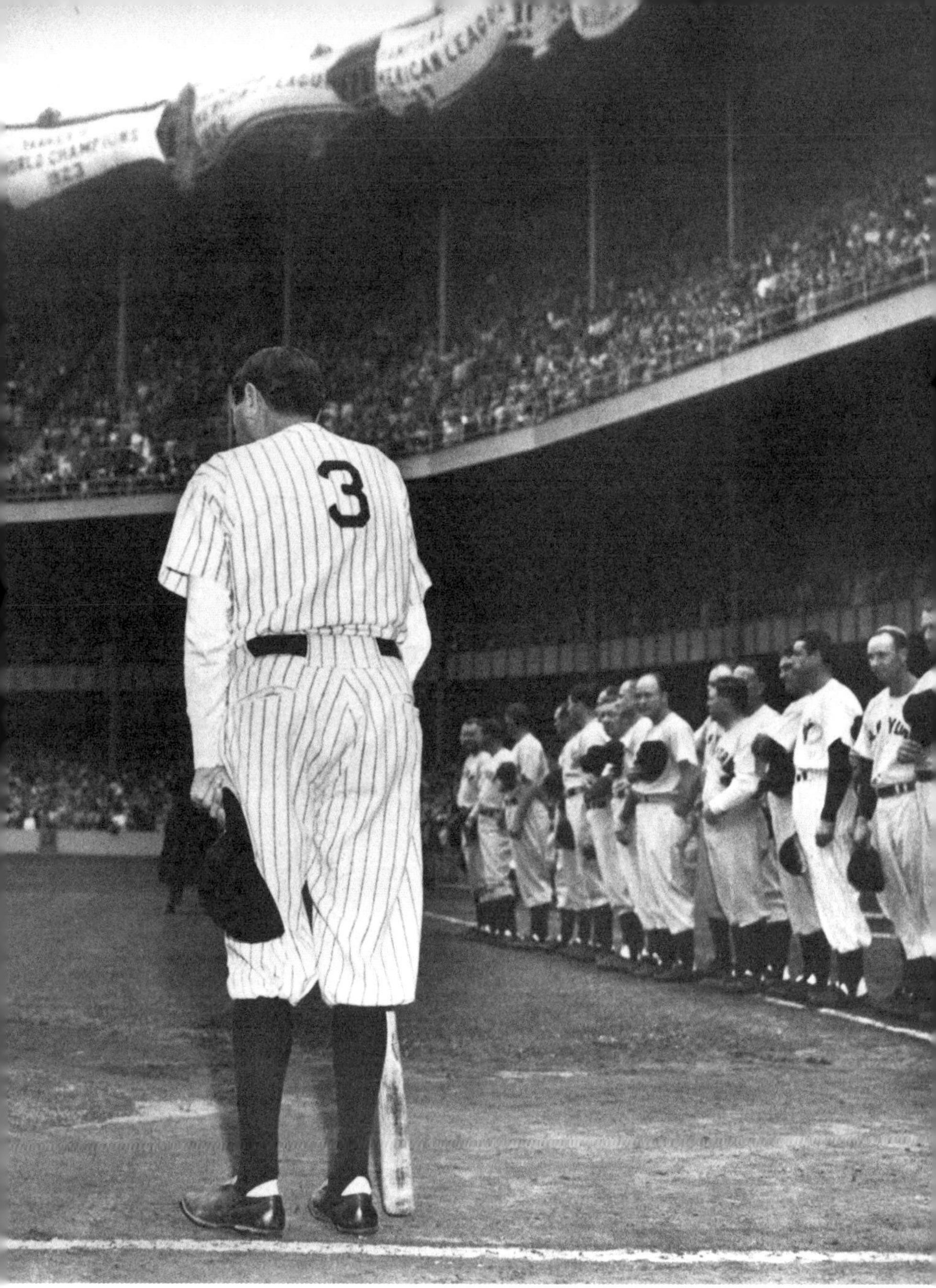

„Babe“ Ruth kurz vor seinem Tod im New Yorker Yankee-Stadion: Der berühmteste Baseball-Spieler der USA litt an Krebs im Nasen-Rachenraum.

rapeutikum behandelt. Auch die Immuntherapie ist eine Option. Fünf Jahre nach der Diagnose leben bei entsprechender Behandlung noch zwei Drittel der Patienten.

Babe Ruth hätte heute gute Karten.

DER TOD KAM MIT DEM FALLOUT

Der Kalte Krieg befördert den Krebs – Die Zahlen über die Opfer der Atombomben-Versuche divergieren, diese gehen aber wohl in die Millionen

Sind es nun 1,5 Millionen, sind es 2,4 Millionen oder gar 30 Millionen Menschen, die an den Folgen der Atomversuche der Großmächte in den ersten zwei Jahrzehnten nach dem Ende des Zweiten Weltkriegs an Krebs starben? Die zahlreichen Studien, oft beeinflusst von entsprechenden Interessen, ergeben kein schlüssiges Bild.

Seit mehr als einem halben Jahrhundert wusste man damals bereits um die Gefahren der Radioaktivität. Ihre Entdecker Marie Curie und Henri Becquerel hatten für die Erforschung ihrer medizinischen Nutzungsmöglichkeiten ihr Leben gegeben – und jetzt wurden diese Erkenntnisse für die schrecklichste Waffe genutzt, welche die Menschheit je erdacht hat.

Man kannte die Wirkung dieser Bombe und das machte sie für Politik und Militär so interessant. 70.000 Opfer hatten die Atombombenabwürfe auf Hiroshima und Nagasaki im August 1945 gefordert. Die Hälfte von ihnen verbrannte sofort, die anderen starben erst nach langem Siechtum.

Ein besonderes Risiko trugen Kinder unter zehn Jahren, fand später Professor Masahiro Nakashima von der Universität Nagasaki heraus. Die Krebshäufigkeit war bei ihnen wenige Jahre später zehnmal so hoch wie in derselben Altersgruppe der nicht vom Atomschlag betroffenen Bevölkerung. *„Drei Jahre nach der Atombombe stiegen bei den Hibakusha* (so werden in Japan die Überlebenden genannt, Anm.*) die Fälle von Leukämie an, zehn Jahre danach dominierten andere Formen von Krebs“*, berichtete Nakashima 2015 in der deutschen „Ärztezeitung“ über seine

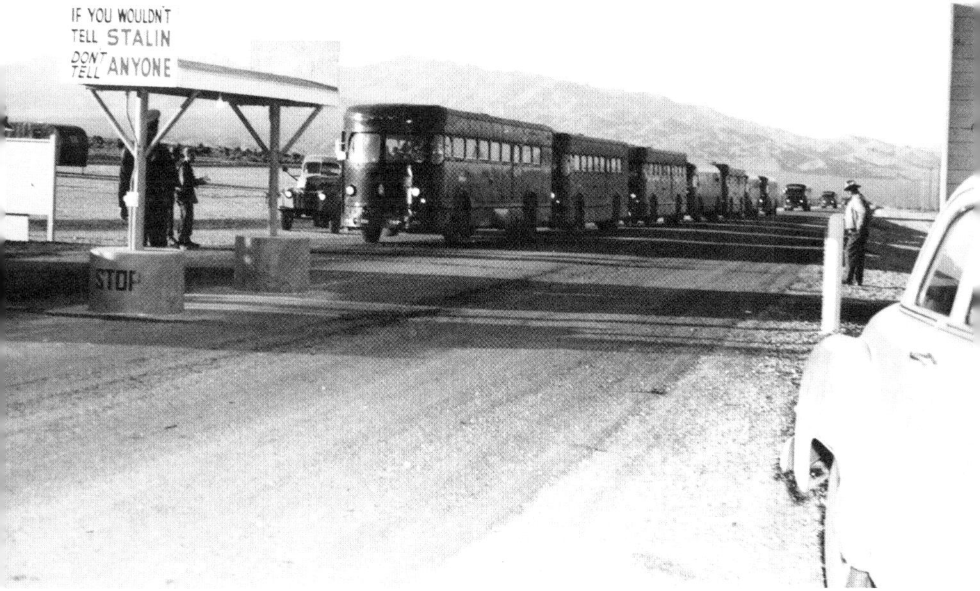
IF YOU WOULDN'T
TELL STALIN
DON'T
TELL ANYONE
STOP

Atomtestgelände der USA in Nevada 1950: Die US-Regierung gestand 2002 ein, dass 35.000 Krebserkrankungen in den USA auf die Tests zurückzuführen waren.

Forschungsergebnisse. Er entdeckte, dass die radioaktive Strahlung nicht für jede Form von Krebs die gleiche Rolle spielt. „*Zuerst tritt Schilddrüsenkrebs auf, später Lungen-, Brust- und Blasenkrebs. Auf Bauchspeicheldrüsen- und Gallenblasenkrebs wirkt sich die Strahlung jedoch nicht aus.*“

Weit mehr Menschen als in Hiroshima und Nagasaki erkrankten in den dreißig Jahren danach an den Folgen der Atomversuche, diesem dramatischen Muskelspiel im „Kalten Krieg“: Ein Gleichgewicht des Schreckens sollte die jeweilige Gegenseite davon abhalten loszuschlagen.

Am Beginn dieses Kalten Kriegs stand ein Vortrag an einer wenig prominenten Universität im amerikanischen Mittelwesten. „*The Sinews of Peace*" („Die Kräfte des Friedens") nannte der britische Premierminister Winston Churchill am 5. März 1946, an dem man in Nürnberg noch über die nationalsozialistischen Hauptkriegsverbrecher zu Gericht saß, seine Vorlesung an der Universität von Fulton/Missouri. Sie markiert eine Zeitenwende: Nur zehn Monate nach dem Sieg der Zweck-Koalition zwischen den USA, Großbritannien und der Sowjetunion über den Hitler-Faschismus wich diese Waffenbrüderschaft einer Jahrzehnte währenden Konfrontation.

Churchill machte in seiner unzweifelhaft mit den USA abgesprochenen Rede die Machtergreifung der Sowjets im Osten des befreiten Europa zum Thema und prägte dabei einen historischen Begriff: *„Von Stettin am Baltischen Meer bis Triest an der Adria hat sich ein Eiserner Vorgang über den Kontinent gelegt."*

Mit dem ersten Atomwaffentest nach dem Zweiten Weltkrieg zeigten die USA im Juni 1946, drei Monate nach Churchills Rede, ihrem neuen Gegner den Stand ihrer Waffentechnik: Im Bikini-Atoll im Pazifischen Ozean brachten sie eine 23 Kilotonnen-Bombe zur Explosion. Sie war damit etwa doppelt so stark wie jene, die zehn Monate zuvor auf Hiroshima abgeworfen worden war.

In der Folge verlagerten die USA ihre Atomtests auf das amerikanische Festland. 1950 wurde die „Nevada Test Site" in Betrieb genommen, wo bis Anfang der 1960er-Jahre rund tausend weitere Atomtests stattfanden – sowohl ober- als auch unterirdisch. Das Testgelände war bloß hundert Kilometer von Las Vegas entfernt.

Im Pazifik türmten sich dennoch weiterhin Atompilze. Die USA und die neue Atommacht Großbritannien brachten ab 1952 auf entlegenen Atollen nahe der Meeresoberfläche Dutzende Atombomben zur Explosion.

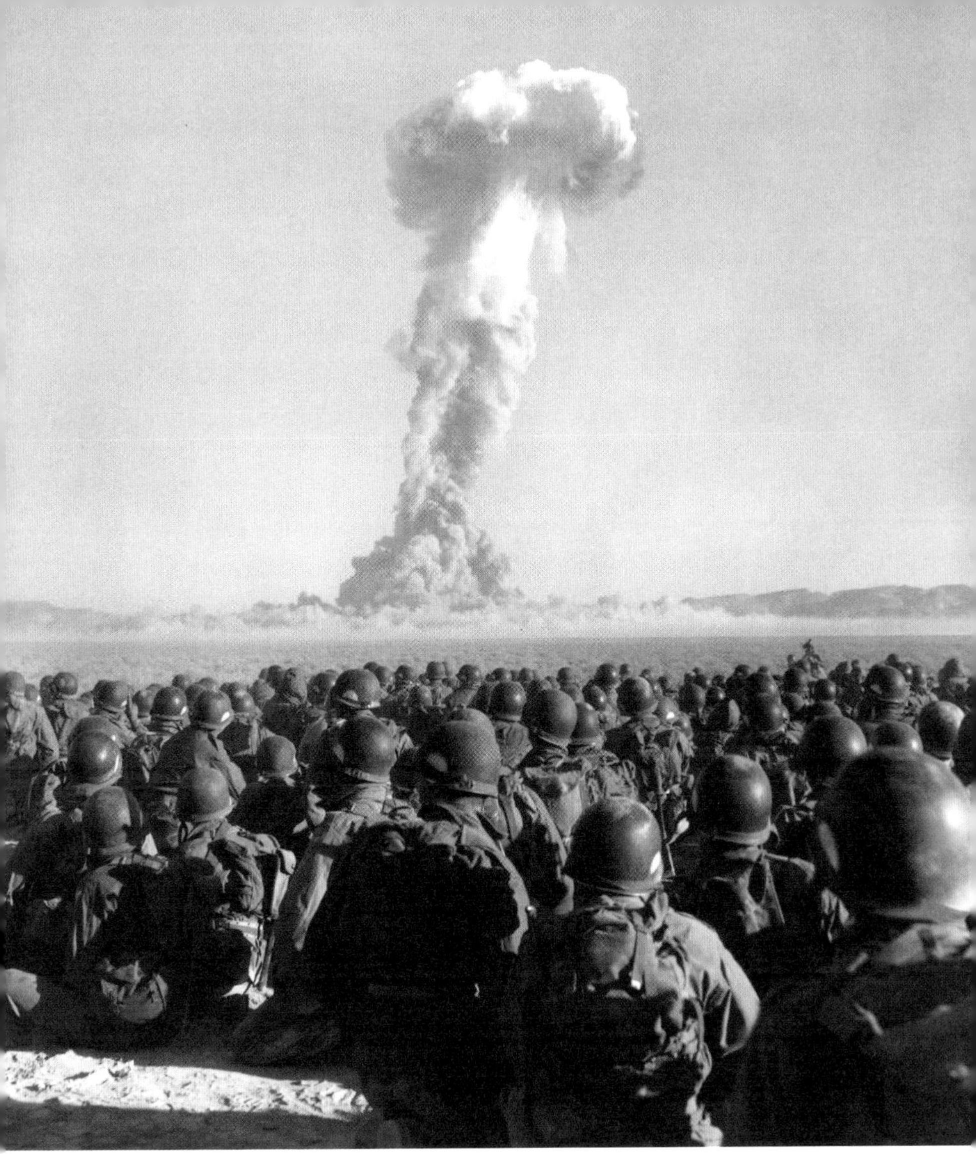

US-Soldaten in der Nähe einer Atomexplosion: Mehrere Regierungen testeten so die Folgen der Verstrahlung.

Die Sowjetunion führte ihren ersten Test 1949 in Semipalatinsk durch, im heutigen Kasachstan. Danach eskalierte der groteske Wettstreit der Großmächte. 1952 detonierte über dem südpazifischen Eniwetok-Atoll eine amerikanische Wasserstoffbombe mit einer Sprengkraft von 10 Megatonnen TNT – also 10 Millionen Tonnen.

Die UdSSR antwortete 1961 auf der arktischen Halbinsel Novaja Semlja mit der stärksten je zur Explosion gebrachten Bombe: Sie zündete eine 50-Megatonnen-Wasserstoffbombe, der ausgerechnet das kommunistische Regime den Beinamen „Zar"-Bombe gab. Nur zum Vergleich: Das TNT-Äquivalent von frei erhältlichen Feuerwerkskörpern liegt unter einem Gramm. Um dieselbe Sprengkraft wie die „Zar"-Bombe zu erreichen, wäre eine mit TNT gefüllte Kugel mit 400 Metern Durchmesser nötig.

Die „Zar"-Bombe war 3800-mal vernichtender als die Hiroshima-Bombe. Noch in 90 Kilometern Entfernung barsten wegen der Druckwelle die Fensterscheiben. Der Blitz war bis in tausend Kilometer Entfernung sichtbar.

Einer der Konstrukteure der „Zar"-Bombe war übrigens der Physiker Andrej Sacharow, der später als Dissident mit dem Friedensnobelpreis ausgezeichnet wurde.

Von einer *„balance of terror"* sprach US-Präsident John F. Kennedy im Jänner 1961 in seiner Inaugurations-Rede, er prägte damit den Begriff vom „Gleichgewicht des Schreckens": Nur um den Preis der eigenen Vernichtung konnte eine der Großmächte den atomaren Erstschlag wagen.

Die Machtdemonstrationen wurden deshalb auch immer grotesker. Wenige Monate nach der sowjetischen „Zar"-Bombe ließen die USA eine 1,5 Megatonnen-Bombe 400 Kilometer über dem Südpazifik detonieren, das ist etwa in der Höhe der Umlaufbahn der internationalen Raumstation ISS.

1960 war auch Frankreich in dieses Spiel der Mächtigen eingestiegen. In Algerien, damals noch französisches Territorium, wurde eine 60-Kilotonnen-Atombombe zur Detonation gebracht. Die französische Regierung unter Charles de Gaulle ging dabei völlig rücksichtslos vor, wie die Zeitung „Le Parisien" später enthüllte.

Um zu erkunden, wie sich ionisierende Strahlung auf die Kampffähigkeit der Truppe auswirkt, ließ man 300 Soldaten eine halbe Stunde nach der Explosion ungeschützt bis auf 700 Meter an deren Zentrum vorrücken. Viele von ihnen erkrankten in den folgenden Jahren an Krebs. Erst 50 Jahre später, 2010, erklärte sich Frankreich zu Entschädigungszahlungen bereit. Bis zu diesem Zeitpunkt hatte der Staat einen Zusammenhang zwischen dem verstrahlten Übungsgelände und der Erkrankung bestritten.

Unter den zu entschädigenden Opfern waren auch Bewohner der französischen Südseeinseln. Frankreich hatte seine Atomversuche von der Sahara in den südlichen Pazifik verlegt, nachdem Algerien 1962 seine Unabhängigkeit erkämpft hatte. Vor allem unter Menschen von nahe gelegenen Inseln, die zum Zeitpunkt der Atomversuche im Südpazifik noch Kinder waren, kam es später zu gehäuftem Auftreten von Schilddrüsenkrebs.

Die Briten verfuhren ähnlich rücksichtslos wie die Franzosen. Großbritannien hatte zwölf Versuche mit Plutonium-Bomben im australischen Outback durchgeführt, etwa 800 Kilometer westlich von Adelaide. Einheimische wurden nur unzureichend evakuiert, damit waren Tausende Menschen dem vom Wind vertragenen Plutonium-Staub ausgesetzt. „*Soldaten mussten in Flugzeugen durch den Atompilz fliegen und Luftproben mitbringen, andere wurden wie Laborratten immer wieder nach Ground Zero geschickt, um Proben zu sammeln*“, berichtete 2013 ein Augenzeuge der Tests im „Deutschlandfunk“.

1963 wurde nach langen Verhandlungen zwischen den USA, der Sowjetunion und Großbritannien der „Vertrag über das Verbot von Kernwaffenversuchen in der Atmosphäre, im Weltraum und unter Wasser“ abgeschlossen, dem später auch die neuen Atommächte Indien, Israel und Pakistan beitraten.

Die Volksrepublik China und Frankreich haben den Vertrag bis heute nicht unterzeichnet. Frankreich führte seinen letzten oberirdischen Atomversuch 1974 durch, China 1980. Die zuletzt hinzugekommene Atommacht Nordkorea hat inzwischen sechs unterirdische Atomtests bekannt gegeben, den letzten 2017. Nordkorea ist damit der einzige Staat, der nach der Jahrtausendwende noch Tests durchgeführt hat.

Insgesamt wurden seit 1945 bei Versuchsdetonationen weltweit 2056 Kernwaffen gezündet, 85 Prozent davon entfallen auf die USA und die Sowjetunion.

Von den Tests waren natürlich nicht nur die nächsten Anwohner betroffen. Durch verstrahlten „Fallout", also verwehten Sand oder Regen aus radioaktiven Wolken, litten auch weit entfernte Gebiete unter den Folgen der sich in absurde Dimensionen hochschraubenden Kernwaffentests. Bald fand das radioaktive Material auch Eingang in die Nahrungskette. Besonders Milchprodukte waren davon betroffen – ein Umstand, der in den besonders betroffenen Gebieten zu erschreckenden Zahlen von Krebserkrankungen bei Kindern beitrug.

Hohe Dosen von Strahlung töten Zellen, beschädigen Organe und bewirken einen raschen Tod. In niedrigeren Dosen schädigt Strahlung Zellen, die sich in der Folge zu Krebs entwickeln können, am häufigsten zu Leukämie und Schilddrüsen-Karzinomen. Erhöhte Fallzahlen dieser Erkrankungen treten bei strahlenexponierten Kindern laut entsprechenden Studien meist nach fünf Jahren auf, in der von Strahlung betroffenen Gesamtbevölkerung steigt die Rate anderer Krebskrankheiten signifikant nach etwa zehn Jahren an.

Am Beispiel einer 100-Kilotonnen-Bombe, also einer Bombe mit der achtfachen Stärke jener, die über Hiroshima abgeworfen wurde, bedeutet das: Innerhalb eines Zehnkilometer-Radius – das wäre etwa ganz Wien oder ganz Hamburg – würde die Hälfte der Menschen durch Druck und Hitze getötet. Die meisten anderen würden innerhalb von Stunden, manchmal auch erst nach Wochen an der Strahlenkrankheit sterben, die mit Erbrechen, Durchfall und schweren Blutungen einhergeht. Innerhalb eines 80-Kilometer-Radius würde ein Großteil der dort Lebenden in den Jahren nach dem Atombomben-Abwurf an der Strahlenkrankheit oder an Krebserkrankungen als Folge von radioaktivem Staub, Regen oder kontaminierten Lebensmitteln leiden. Viele von ihnen würden daran sterben. Medizinische Versorgung gäbe es in diesem Fall ja kaum, weil auch alle Spitäler in Trümmern lägen und viele Ärzte unter den Opfern wären.

Die Gesamtzahl der durch die Atomwaffentests in den drei Jahrzehnten nach dem Zweiten Weltkrieg hervorgerufenen Krebserkrankungen lässt sich, wie eingangs erwähnt, nur schwer abschätzen. Die Annahmen der verschiedenen Studien differieren stark. Die Organisation „International Physicians for the Prevention of Nuclear War", 1985 mit dem Friedensnobelpreis ausgezeichnet, kommt in ihren Hochrechnungen auf weltweit 2,4 Millionen Krebstote.

Eine unveröffentlichte Studie der US-Regierung gestand 2002 immerhin ein, dass etwa 15.000 der nach 1951 geborenen Amerikaner an Krebserkrankungen starben, die unzweifelhaft auf die Atomtests zurückzuführen waren. 20.000 weitere nicht tödlich verlaufene Krebsfälle seien „wahrscheinlich" ebenfalls eine Folge der Tests, meinen die von der US-Regierung beauftragten Experten: *„Die Organe und Gewebe aller Personen, die seit 1951 in den USA gelebt haben, waren radioaktivem Fallout ausgesetzt"*, heißt es in dem Papier. Die Strahlendosis habe etwa einer jährlichen Röntgenuntersuchung entsprochen – zu viel für Kleinkinder und Schwangere. Der kontaminierte Niederschlag war in einem weit größeren Gebiet niedergegangen, als ursprünglich angenommen. Die Studie, erstellt unter der Administration des republikanischen Präsidenten George W. Bush, war gegen dessen Willen von einem Senator der Demokratischen Partei aus Iowa an die Öffentlichkeit gespielt worden.

Weder in der Sowjetunion noch in ihren Nachfolgestaaten wurden je Zahlen über die Strahlenopfer in der Umgebung der Atomtest-Gelände veröffentlicht. Im kasachischen Semipalatinsk zündeten die sowjetischen Atomwaffen-Konstrukteure 1955 die mit 1,5 Megatonnen Sprengkraft zweitstärkste Wasserstoffbombe der Sowjetunion. In der weiteren Umgebung traten in den folgenden Jahren gehäuft Krebsfälle auf, genaue Daten hielten die Behörden streng unter Verschluss.

1998, nach dem Zusammenbruch der Sowjetunion, richtete Kasachstan ein „Radiation Medicine and Ecology Research Institute" ein, das die aktuelle Belastung durch radioaktive Hinterlassenschaften in Semipalatinsk beobachten soll. *„Das Testgelände war eine große Tragödie"*, sagte der Vizedirektor des Instituts, Talgat Muldagalijew, 2019 in einem Interview in „Novastan", einer gemeinsamen Infowebsite der zentralasiatischen Staaten. *„Aber wir können die Zeit nicht zurückdrehen. Jetzt müssen wir mit den Konsequenzen leben und diese untersuchen."*

Ein anderer Restbestand der alten Sowjetunion steht in der Ukraine – die Atomruine von Tschernobyl.

Im April 1986 war dort ein Reaktorblock außer Kontrolle geraten, dabei wurden sehr rasch große Mengen an Radioaktivität freigesetzt. Das Betriebspersonal vor Ort und die Bevölkerung der umliegenden Gebiete konnten nicht rechtzeitig evakuiert werden und waren hohen Strahlungsdosen ausgesetzt. Erst in den Wochen danach wurden rund 300.000 Menschen ausgesiedelt. Die in große Höhen transportierten radioaktiven Wolken kontaminierten Teile der Ukraine, Weißrusslands und Russlands sowie – wenn auch abgeschwächt – viele Regionen Europas. Da es in den folgenden Tagen auch in Teilen Österreichs regnete – das Wetter kam diesmal ungewöhnlicherweise aus dem Osten –, waren auch hier große Gebiete mit Cäsium 137 belastet. Das betraf vor allem Oberösterreich, den westlichen

Teil der Steiermark, Salzburg und den Südosten Kärntens. Wien und das östliche Niederösterreich blieben von den Niederschlägen weitgehend verschont.

Die Zahlen der Krebsfälle, die auf die Reaktorkatastrophe zurückzuführen sind, differieren in den verschiedenen Untersuchungen stark. Eine Arbeitsgruppe der Internationalen Atomenergiebehörde IAEO schätzte 2003 die Zahl der Todesopfer in den drei Anrainerstaaten von Tschernobyl auf 4000.

Schilddrüsenkrebs nach dem Tschernobyl-Unfall 1986
Erkrankungen von Kindern und Jugendlichen je 100.000 Einwohner

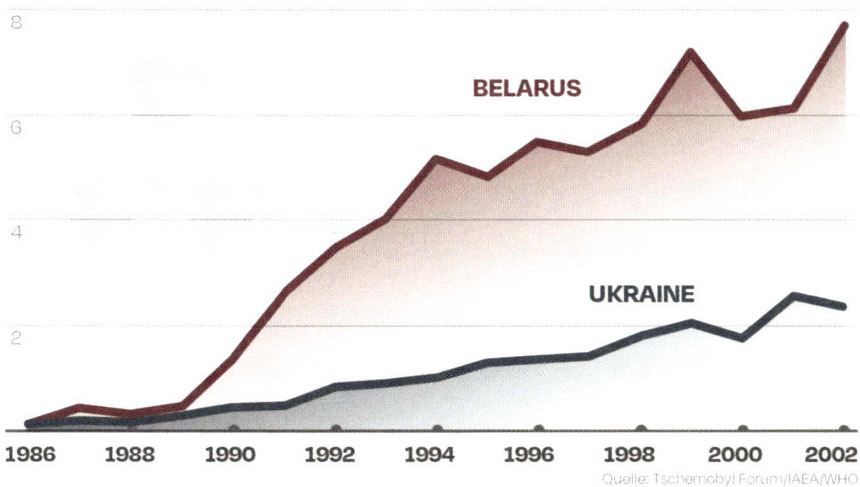

Genauere Details über die gesundheitlichen Folgen gibt eine 2006 veröffentlichte Studie der Weltgesundheitsorganisation WHO, an der 31 Forscher aus verschiedenen Ländern mitwirkten („Cancer consequences oft the Chernobyl acccident: 20 years on"). Deren Untersuchungen zeigten einen frappierenden Anstieg von Schilddrüsenkrebs bei Kindern und Jugendlichen einige Jahre nach dem Reaktorunglück. Bei Kindern unter 14 Jahren erkrankten in den betroffenen Gebieten Weißrusslands, der Ukraine und Russlands vor 1986 im Durchschnitt nur 0,03 von je 100.000 Kindern an dieser seltenen Krebsart. Im ersten Jahrzehnt nach der Tschernobyl-Katastrophe waren es 4 von 100.000 was mehr als einer Verhundertfachung entspricht. Bei Jugendlichen, die zum Zeitpunkt des Reaktorunglücks zwischen 15 und 18 Jahre alt waren, fiel die Steigerungsrate noch dramatischer aus: Zehn Jahre danach litten elf von je 100.000 Jugendlichen dieser Gruppe an Schilddrüsenkrebs.

Diese Ergebnisse entsprachen den Beobachtungen nach dem Atombombenabwurf über Hiroshima und Nagasaki und den Studien über die Auswirkungen der Atomversuche: Am schwersten betroffen waren auch in diesen Fällen Kinder und Jugendliche.

Insgesamt erkrankten „nach Tschernobyl" etwa 5000 junge Menschen an einem Schilddrüsen-Karzinom, allerdings waren zwei Jahrzehnte nach der Katastrophe nur 15 von ihnen daran verstorben. Schilddrüsenkrebs ist gut therapierbar, auch Rezidive, die bei etwa jedem dritten Fall auftreten, lassen sich erfolgreich behandeln.

Einen Anstieg der Fälle von Leukämie als Folge der Tschernobyl-Katastrophe konnte die Forschergruppe nicht eindeutig festmachen.

DAS GESCHÄFT MIT DEM LUNGENKREBS

Das biedere Magazin „Reader's Digest" tritt eine brisante Debatte los: „Rauchen verursacht Krebs" - Die Tabakindustrie bekämpft wissenschaftliche Erkenntnisse

Der Fall war klar: 91 der 220 Crew-Mitglieder des 1955 vom Milliardär Howard Hughes finanzierten Films „The Conquerer" erkrankten im Zeitraum von zehn Jahren nach den Dreharbeiten an Krebs. Gedreht hatte man die Dschingis-Khan-Klamotte in der Wüste, unweit des Atomtestgeländes in Nevada, wo im Jahr zuvor ein großer Kernwaffenversuch stattgefunden hatte: Innerhalb von drei Monaten waren dabei elf Atomsprengköpfe gezündet worden, die meisten davon mit der mehrfachen Sprengkraft der Bombe von Hiroshima.

Als man John Wayne (1907–1979), dem Hauptdarsteller von „The Conquerer", im Jahr 1964 den linken, von Krebs befallenen Lungenflügel entfernte, wiegelte er dennoch ab: Die Regierung mit ihren Atomtests könne da nichts dafür, an seinem Krebs sei er ganz allein schuld, immerhin rauche er drei bis vier Packungen Zigaretten pro Tag. Gegen Atombomben hatte John Wayne nichts. Er war Mitglied der rassistischen „John Birch Society" und unterstützte 1964, im Jahr seiner Lungenkrebsoperation, den republikanischen Präsidentschaftskandidaten Barry Goldwater, der im Wahlkampf befand: *„Mit der Atombombe könnte man prima den vietnamesischen Dschungel entlauben."* Aber bei der Beurteilung der Ursache seines Lungenkrebses hatte John Wayne wohl recht.

Rauchen und Krebs – heute ist unbestritten, dass die Nikotinsucht für etwa 90 Prozent der Fälle von Lungenkrebs und von bis zu 70 Prozent der Blasen-Karzinome verantwortlich ist. Letztere deshalb, weil die kanzerogenen Stoffe im Tabakrauch

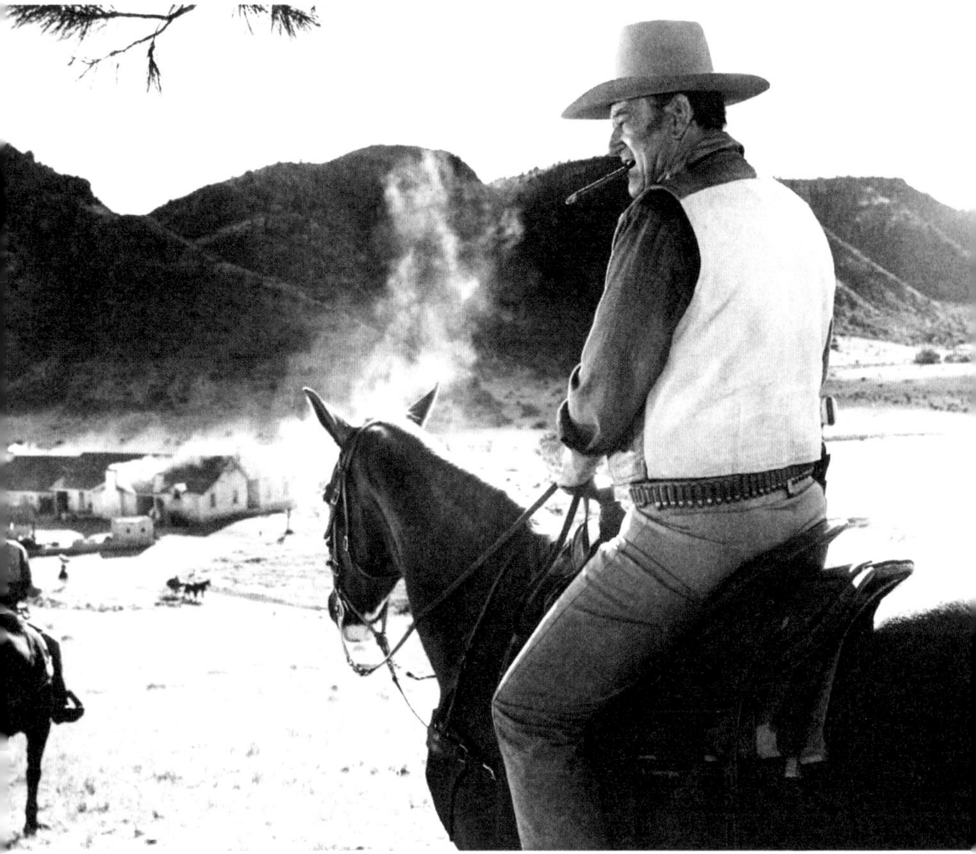

John Wayne als Westernheld: Mit 57 wurde dem starken Raucher ein von Krebs befallener Lungenflügel entfernt. 15 Jahre später starb er an Magenkrebs.

über die Lunge ins Blut gelangen, von der Niere „gefiltert" und zur Blase weitergeleitet werden, wo sie längere Zeit in hoher Konzentration verbleiben und ihr Zerstörungswerk bis zum Blasenkrebs vollenden. Aber auch viele andere Krebsformen sind eine Folge des Tabakrauchens: Krebs im Mund-, Nasen- und Rachenraum, Kehlkopfkrebs, Krebs der Leber, des Magens, der Bauchspeicheldrüse, der Speiseröhre, der Niere, ja selbst des

Gebärmutterhalses – kaum ein Organ bleibt von den schädlichen Auswirkungen des Rauchens verschont.

Begonnen hatte die Diskussion über die Gefährlichkeit des Rauchens mit einem Artikel in einer Zeitschrift, in der man das nicht erwartet hätte.

„Reader's Digest" – das war immer Papier gewordene Selbstzufriedenheit. 1922 in den USA gegründet, verstand sich das Monatsmagazin als *„konservativ, pro-amerikanisch, antikommunistisch, optimistisch und christlich"* und verkaufte sich allein in den Vereinigten Staaten bis zu acht Millionen Mal. Pro Monat.

Ab 1948 erschien „Reader's Digest" auch auf Deutsch. Das Heft bietet auch hierzulande zeitlose Schlagzeilen wie „Hinter den Kulissen des Moulin Rouge", „So bleibt Ihr Herz intakt" oder „Selbsttest: Sind Sie eifersüchtig?" (Ausgabe vom März 2024). Die Stories folgen bei „Reader's Digest" meist dem Jahreskreis: Im Sommer geht's um Wespen, Sonnenschutz und Urlaubsbekanntschaften, im Winter um Grippe, Kochen und natürlich Weihnachten.

Und doch hat dieses Medium bei einem ganz großen Thema Geschichte geschrieben. „Reader's Digest" hatte 1950 in einer an sich recht dürren Coverstory eher rhetorisch gefragt: *„Wie ungesund ist Rauchen?"* Es gäbe im Zigarettenrauch zwei Chemikalien, die den Wissenschaftlern verdächtig vorkämen, aber Genaueres wisse man noch nicht, hieß es da.

Ein unerhörter Zweifel! So etwas hatte es noch nie gegeben und das noch dazu in den USA, wo in jenen Jahren „ganze Kerle" wie Humphrey Bogart, Clark Gable und Gary Cooper ohne Zigarette gar nicht denkbar waren. Rauchen wurde in der Werbung sogar quasi medizinisch empfohlen. Die Reynolds Tobacco Company bewarb ihre Marke „Camel" mit Inseraten, auf denen ein nach blühendem Leben aussehender Herr mittleren Alters im weißen Arztkittel mit seiner Lieblingszigarette zu sehen war. Text: *„Mehr Ärzte rauchen Camel als irgendeine andere Zigarette."*

Und plötzlich will ausgerechnet ein verschlafenes Magazin das Rauchen zum Streitthema machen?

Aber für die fassungslose Tabakindustrie kam es noch schlimmer: Im Dezember 1952 veröffentlichte „Reader's Digest" abermals eine Geschichte über das Rauchen und diesmal war schon der Titel alles andere als beliebig: „Death by the Carton", was sich etwa mit „Der Tod aus der Schachtel" übersetzen lässt. Bebildert war die Story mit einer Zigarettenschachtel. Der Artikel basierte auf der ersten epidemiologischen Studie über den Zusammenhang zwischen Rauchen und Krebs. Autoren waren die Mediziner Ernst Ludwig Wynder, ein gebürtiger Deutscher, und der Amerikaner Evarts S. Graham, und sie war soeben im „Journal of the American Medical Association" veröffentlicht worden.

Anhand von 600 Lungenkrebspatienten in verschiedenen Bundesstaaten der USA bewiesen Wynder und Graham den eindeutigen statistischen Zusammenhang zwischen dem Inhalieren von Zigarettenrauch und dem Lungenkarzinom. Graham war in den USA eine chirurgische Autorität: 1933 hatte er als Erster einem Patienten den von Krebs befallenen Lungenflügel entfernt.

Mit dem „Reader's Digest" Artikel wurde nun einer größeren Öffentlichkeit und nicht nur medizinischen Fachkreisen mit wissenschaftlich abgesicherten Daten vor Augen geführt, in welchem Ausmaß das Rauchen krank macht und welche Leiden es nach damaligem Kenntnisstand besonders befördert: den Lungenkrebs, aber auch den Krebs der Speiseröhre, des Kehlkopfes und der Mundhöhle.

„Die Zunahme der Lungenkrebs-Sterblichkeit zeigt auffällige Parallelen zu den enormen Steigerungsraten beim Zigaretten-Konsum. Von 1938 bis 1948 ist die Zahl der an Lungenkrebs Verstorbenen um 144 Prozent gestiegen", hieß es im „Reader's Digest"-Artikel. Wer mehr als 25 Zigaretten pro Tage rauche, habe ein 50-fach höheres Risiko, ein Lungenkarzinom zu bekommen, als ein Nichtraucher.

Am Tag nach dem Erscheinen dieser Ausgabe verfielen die Börsenkurse der großen Tabakkonzerne. In den folgenden drei Quartalen gingen auch die Verkaufszahlen in den Tabakläden zurück.

Die Wissenschaft hatte einen ersten Sieg errungen. Nur sechs Monate später setzten Forscher des Sloan Kettering Cancer Centers in New York nach: Sie hatten geschorenen Mäusen Zigarettenteer auf die Haut gepinselt und konnten zeigen, dass diese daraufhin Krebs entwickelten. Bisher hatte es nur statistische Analysen über den Zusammenhang zwischen Rauchen und Krebs gegeben, doch dieser Beweis war das Ergebnis eines nachvollziehbaren und wiederholbaren Tierversuchs.

Die Konzerne wurden nervös, denn jetzt lagen wissenschaftliche Ergebnisse vor, die sie nicht einfach ins Reich der Fabel verweisen konnten: Sie kamen von namhaften Experten. Die Tabakbosse ahnten wohl selbst, was ihre Produkte anrichteten, und sie wussten, dass plumpes Leugnen der wissenschaftlich abgesicherten Tatsachen oder schräge Verschwörungstheorien hier nicht griffen.

Bei einer Serie von Klausurtagungen im New Yorker Plaza Hotel entwickelten nun die sechs größten Tabakkonzerne gemeinsam mit der renommierten Public Relations Agentur Hill & Knowlton ab 1953 eine „Tobacco Strategy", deren Kernaussage einer der Teilnehmer in einem erst viele Jahre später aufgetauchten Memo so festhielt: *„Unser Produkt heißt Zweifel, weil es das beste Mittel im Wettbewerb mit den ‚harten Fakten' ist, die schon im Bewusstsein der Öffentlichkeit verankert sind."* Die wissenschaftlich abgesicherten Tatsachen sollten also nicht geleugnet, sie sollten bloß immer wieder angezweifelt werden.

Umgesetzt wurde diese „Tobacco Strategy" auf reichlich zynische Weise: Die Konzerne gründeten ein „Tobacco Industry Research Committee" (TIRC) mit Sitz im New Yorker Empire State Building, das vorgeblich die gesundheitlichen Effekte des

Tabakrauchens endgültig klären sollte. In Wahrheit war dieses „Forschungsinstitut" nichts anderes als ein Propagandainstrument *gegen* die medizinische Forschung.

Die erste Aktion des TIRC war ein im Jänner 1954 gleichzeitig in 400 Tageszeitungen quer durch die USA erscheinendes Inserat mit dem Titel: „Ein offenes Wort an die Zigaretten-Raucher". Darin hieß es, Forscher würden verschiedene Gründe für das Entstehen von Lungenkrebs vermuten, genau kenne man dessen Ursache aber nicht. Sichere Belege, dass auch das Zigarettenrauchen dazu zähle, gebe es nicht, ähnliche Statistiken könnte man schließlich auch über andere mögliche Ursachen des Lungenkarzinoms erstellen. Das TIRC werde daher Wissenschaftler *„von unbezweifelbarer Integrität und großem Ruf"*, ausgewählt von einem unabhängigen „Advisory Board", mit weiteren Forschungen beauftragen.

Das „Tobacco Industry Research Committee" wurde von der Tabakindustrie für die Konzeption des großen Gegenangriffs mit beträchtlichen finanziellen Mitteln ausgestattet und verfügte über einen Jahresetat von zwanzig Millionen Dollar, was nach heutiger Kaufkraft etwa 160 Millionen entspricht. Mit dem Geld wurden unter anderem Wissenschaftler damit beauftragt, der Tabakindustrie genehme Artikel in Fachjournalen, Magazinen und Tageszeitungen zu publizieren. Sogar drei Nobelpreisträger gaben sich dafür her.

Der Tenor ihrer Beiträge war stets derselbe: Sie dementierten nicht, aber sie schürten Zweifel. Es gäbe bloß einen statistischen und daher unsicheren Zusammenhang zwischen Tabakrauchen und Krebs; es sei daher zu früh, um endgültige Schlüsse zu ziehen, hieß es in diesen „Studien". Außerdem seien da noch viele Fragen offen: Warum komme es so selten zu Lungenkrebs in beiden Flügeln, wo doch beide Teile der Lunge mit dem Rauch in Berührung kämen? Warum gäbe es keinen Krebs der Luftröhre, diese sei ja ebenfalls dem Rauch ausgesetzt? Und dass

Kinder von Raucherinnen ein niedrigeres Geburtsgewicht aufwiesen, sei vielleicht dem ökonomischen Status der Mutter geschuldet und nicht dem Rauchen.

Alle diese Behauptungen ließen sich natürlich medizinisch erklären und entkräften: Lungenkrebs kann sich durchaus auf beide Flügel ausbreiten, die Luftröhre hat ein anderes Epithelgewebe als die Lunge, in das die Rauchinhaltsstoffe nicht so leicht eindringen können, und dass rauchende Mütter ihren Babies nichts Gutes tun, war damals schon hinlänglich bewiesen – egal welchen sozialen Status sie hatten. Aber beim Publikum verfehlten diese breit publizierten Kampagnen nicht die gewünschte Wirkung, da blieb durchaus etwas hängen.

Die Wissenschaft und zunehmend auch die Politik stemmten sich hartnäckig gegen diese Propagandawalze. 1964 folgte der nächste schwere Schlag für die Tabakindustrie: Der „Surgeon General", der höchste Gesundheitsbeamte der USA und in diesen Fragen der wichtigste Berater des Präsidenten, erklärte erstmals von offizieller Seite: Rauchen verursacht Lungen- und Kehlkopfkrebs.

Die Tabakindustrie und ihre großzügig honorierten „wissenschaftlichen" Helfer ließen sich freilich nicht abhalten, weiterhin absurde Theorien in die Debatte zu werfen. Sie mutmaßten nun in „Studien", es könnte ein Gen geben, das sowohl den Lungenkrebs verursache als auch die Nikotinsucht. Ein Sprecher des Philip-Morris-Konzerns meinte noch 1991 im TV, die Vogelhaltung in der Wohnung sei wegen krebserregender Milben im Gefieder von Vögeln weit gefährlicher als das Rauchen.

Gleichzeitig mit den Vernebelungsaktivitäten der TIRC wurden seit den 1960er-Jahren neue Werbelinien entwickelt: Rauchen – das hätte etwas mit Lebensstil und Erfolg zu tun, so die Botschaft. Für die Zigarettenmarke Marlboro, die zuvor hauptsächlich von Frauen konsumiert wurde, ersann man eine besondere Kampagne: Ab sofort ließ ein kraftstrotzender „Marlboro

Man", dem das Testosteron aus allen Poren dampfte, hoch zu Ross den Blick entschlossen über die Prärie streichen – mit einer Marlboro im Mundwinkel, versteht sich.

Das waren die echten Kerle.

Im Laufe der Jahre wurden die Marlboro Men altersbedingt immer wieder ausgetauscht. Drei von ihnen starben später an den Folgen des Rauchens, einer an Lungenkrebs und zwei weitere an einem Lungenemphysem sowie an der chronisch-obstruktiven Lungenerkrankung COPD, früher „Raucherlunge" genannt. Der Einzige, der tatsächlich Cowboy und als rare Ausnahme Nichtraucher war, starb 2019 im Alter von 90 Jahren. Zwölf davon hatte er als Marlboro Man abgedient.

Der Kampf gegen das Rauchen war erfolgreich

Beispiel USA: Beschränkungen senkten die Lungenkrebs-Todesraten

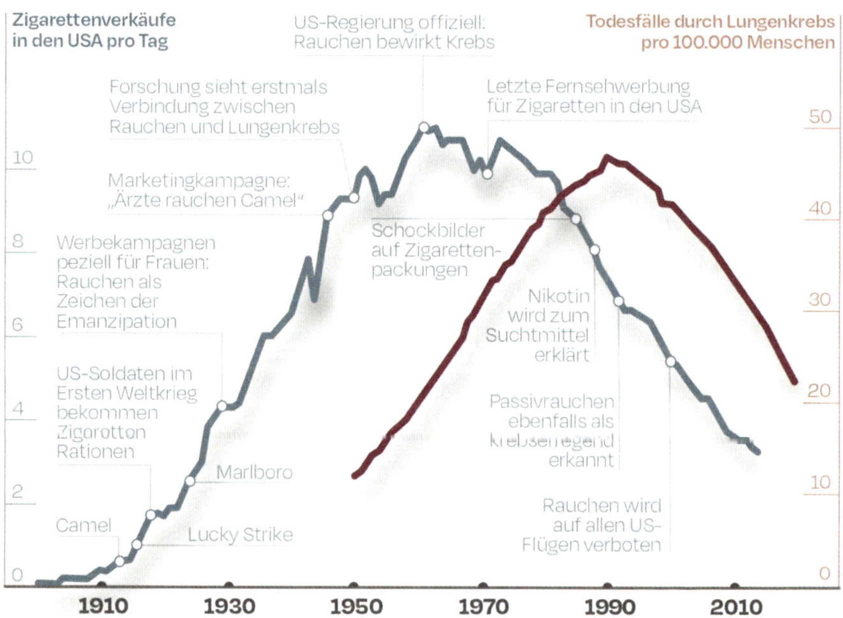

Quelle: WHO, International Smoking Statistics

Als sich in den 1990er-Jahren herausstellte, dass nicht nur das aktive Zigarettenrauchen, sondern auch das Passivrauchen vor allem wegen der im Rauch enthaltenen Nitrosamine zu verschiedenen Krebsformen führte, hatte das immer mehr Rauchverbote in öffentlichen Innenräumen zur Folge.
Damit war eine neue Front eröffnet und auch an ihr setzte die PR-Maschinerie der Tabakkonzerne das Kampfmittel „Zweifel" ein: Wissenschaftliche Erkenntnisse über die gesundheitsschädlichen Folgen des Passivrauchens wurden auch diesmal nicht bestritten, sondern in immer wieder anderen Details angezweifelt. Das Kalkül: So würde selbst bei Konsumenten, die geneigt sind, der Wissenschaft zu trauen, Unsicherheit erzeugt.

Auch der „Deutsche Zigarettenverband", das europäische Gegenstück zum TIRC, beteiligte sich jetzt an der bis dahin von britischen und US-amerikanischen Konzernen getragenen Kampagne gegen die Wissenschaft. Zwei deutsche Krebsforscher schrieben 2010 in der „Süddeutschen Zeitung" anhand von aufgedeckten Dokumenten über diese Aktion: *„Es sollten Publikationen entstehen, die zeigen, dass Nitrosamine im Passivrauch aufgrund ihrer geringen Menge keine relevante Gesundheitsgefahr darstellen. Andere Forschungsprojekte sollten zeigen, dass die aufgenommenen Nitrosamine durch Nikotin gehemmt werden oder nicht aus Tabak, sondern aus Nahrungsmitteln stammen."*

Ein Toxikologe der Münchener Universität – über die Jahre mit nahezu einer Million Dollar von der Tabakindustrie alimentiert – versuchte im Zuge dieser „Forschungsarbeit" darzustellen, dass die Nitrosamine durchaus auch aus pflanzlichen Alkaloiden stammen könnten, die in Nüssen und Auberginen vorkommen.

Als in Japan eine Studie nachwies, dass nichtrauchende Frauen von Rauchern doppelt so oft an Lungenkrebs erkranken wie jene von Nichtrauchern, hielt die Zigarettenlobby dagegen, es handle sich hier um das „sick building syndrome": Die „kranken" Gebäude selbst seien die Ursache für die Luftverschmutzung im Rauminneren, nicht der Zigarettenrauch.

Auch die Leiterin des Instituts für Umwelttoxikologie der Universität Halle empfing laut einem Artikel in der „Süddeutschen Zeitung" Fördergelder der Tabakindustrie. Als Mitglied des Sachverständigenrats für Umweltfragen der Bundesregierung sabotiere sie seit Jahren einen Bericht dieses Gremiums zum Thema Passivrauchen, so das Blatt. Die Einführung von Rauchverboten in Deutschland wurde damit nicht verhindert, aber um viele Jahre verzögert.

Die Tabakkonzerne alimentierten die Politik auch direkt. 2016 berichtete die NGO „LobbyControl", seit 2010 sei fast eine Million Euro in Form von Parteispenden und Sponsoring an deutsche Parteien geflossen.

Der Bericht wurde von keiner Partei dementiert. Rund 60 Prozent hätten CDU und CSU eingestreift, der Rest habe sich auf die anderen Parteien verteilt, nur „Die Linke" habe nichts bekommen, so LobbyControl. Sommerfeste und Parteitage, Jubiläumsveranstaltungen und Fachkongresse – fast immer habe die Tabakindustrie ihr Scherflein beigetragen.

Eine besonders verwerfliche Geschäftsverbindung mit der Tabakindustrie gingen große Lebensversicherer aus den USA, Kanada, Großbritannien und Frankreich ein. 2009 wurde bekannt, dass sie sich mit Milliardenbeträgen an Tabakkonzernen beteiligt hatten, gleichzeitig erhöhten sie die Lebensversicherungs-Prämien für Raucher.

Die Tabakindustrie floriert immer noch, aber sie wächst nicht mehr. Die Zahl der Raucher ist laut WHO in den vergangenen zehn Jahren weltweit um 60 Millionen gesunken, obwohl die Weltbevölkerung um 500 Millionen Menschen gewachsen ist.

2024 rauchte, so der jüngste Bericht der WHO, etwa ein Fünftel der Menschheit (Kinder nicht mitgezählt), zur Jahrtausendwende war es noch ein Drittel.

In Österreich haben 1972, also vor etwa 50 Jahren, 45 Prozent der Männer und 13 Prozent der Frauen geraucht. Bei der letzten Erhebung der Statistik Austria, durchgeführt 2019, deklarierten sich 30,1 Prozent der Männer, aber 22,5 Prozent der Frauen als Rauchende. Diese Zahlen korrelieren recht genau mit den Fällen von Lungenkrebs: Jene der Männer nehmen ab, die der Frauen nehmen zu. Die Todesraten entwickeln sich entsprechend. Die Tabakkonzerne reagieren auf die ohnehin nur sehr langsam sinkenden Verkaufsergebnisse mit Produktdiversifikation. Philip Morris etwa beteiligte sich 2020 an der dänischen Fertin Pharma-Gruppe, die unter anderem Nikotin-Kaugummis herstellt. Größere Wirbel gab es, als der Tabak-Riese ankündigte, um mehr als eine Milliarde Pfund den britischen Arzneimittelhersteller „Vectura" zu kaufen. Vectura produziert unter anderem Inhalationsgeräte für die Verabreichung von Medikamenten gegen schwere Lungenkrankheiten. Im britischen Parlament kritisierten Redner aller Fraktionen, die Tabakkonzerne wollten nun nicht mehr nur von Zigaretten, sondern auch von den durch sie hervorgerufenen Krankheiten profitieren.

Derzeit setzt der Konzern auf erhitzte, aber nicht brennende Tabakprodukte sowie auf E-Vapor-Produkte, bei denen parfümiertes, mit Nikotin versetztes Wasser inhaliert wird. Nikotin gibt es also weiterhin, wenn auch ohne Rauch, etwa in den weit verbreiteten Nikotinbeuteln, die unter die Zunge oder unter die Oberlippe geschoben werden. Sie bestehen aus Pflanzenfasern, Aromen und eben Nikotin. Wegen des hohen Nikotingehalts sei die Gefahr der Suchtbildung noch höher als bei Zigaretten, signalisieren erste Studien.

Besonders gefährdet sind demnach Menschen mit Herz-Kreislauf-Erkrankungen und Schwangere. Daten über Langzeitrisken liegen wegen der erst vor kurzer Zeit erfolgten Markteinführung noch nicht vor.

Und John Wayne, von dessen Erkrankung am Beginn dieses Kapitels die Rede war? Er überstand die Lungenoperation und starb 15 Jahre später an Magenkrebs. Seine letzte Rolle spielte er 1976, drei Jahre vor seinem Tod. Im Western „The Shootist" („Der letzte Scharfschütze"), gab er einen alternden, krebskranken Revolverhelden. Vor seinem Tod bedauerte es John Wayne, so oft mit einer Zigarette im Mundwinkel posiert zu haben, damit habe er ein schlechtes Beispiel gegeben.

Humphrey Bogart (1899–1957), war ebenfalls ein Kettenraucher, überdies mochte er den Whisky. Sein in zahlreichen Filmen dargestelltes Rauchverhalten – ständig eine Zigarette im Mundwinkel, die er aber nach wenigen Zügen wegwarf – prägte sogar ein Zeitwort und ging in die Popgeschichte ein: „Don't Bogart that Joint my Friend" sang die Band „Fraternity of Man" 1969 im Kult-Streifen „Easy Rider".

Aber da war Bogart schon lange tot.

Als sich Humphrey Bogart zur Jahreswende 1955/56 schlecht fühlte, überredete ihn seine Frau, der nicht minder berühmte Hollywoodstar Lauren Bacall, endlich einen Arzt aufzusuchen. Dieser diagnostizierte Speiseröhrenkrebs – eine typische Folge der Rauch- und „Drink"-Gewohnheiten des 56-jährigen Patienten. Anfang März 1956 wurden Bogart die Speiseröhre, eine Rippe und zwei Lymphknoten entfernt, es folgte eine Chemotherapie.

Im November zeigte das Röntgenbild Metastasen, Bogart wurde noch einmal operiert. Als er im Jänner 1957 starb, wog Humphrey Bogart nur noch 36 Kilogramm. Beim Begräbnis in Glendale nahe Los Angeles spielte man Musik seiner Lieblingskomponisten Johann Sebastian Bach und Claude Debussy.

Nat „King" Cole (1919–1965) der Crooner mit der Samtstimme, begann im Herbst 1964 beträchtlich an Gewicht zu verlieren, dazu kamen bald heftige Rückenschmerzen. Einmal brach Cole auf der Bühne des Sands Hotels in Las Vegas zusammen.

Als er endlich medizinische Hilfe suchte, wurde ein bereits weit fortgeschrittener Krebs am linken Lungenflügel diagnostiziert. Nat King Cole war ein schwerer Raucher.

Im Saint John's Health Center in Santa Monica bekam der Sänger ab Dezember 1964 Kobaltbestrahlungen. Im darauffolgenden Jänner wurde ihm der von Krebs befallene Lungenflügel entfernt. Wenn er wieder gesund werde, wolle er in einer Fernsehshow vor den Gefahren des Rauchens warnen, gelobte der Kranke. Am Valentinstag ließ er sich von seiner Frau im Rollstuhl noch einmal zum Ozean bringen. Am nächsten Tag, dem 15. Februar 1965, starb Nat King Cole. Er wurde nur 45 Jahre alt.

Yul Brynner (1920–1985), Hauptdarsteller in zahlreichen Historien- und Westernfilmen, klagte im September 1983 über eine lästige Heiserkeit, die ihn nun schon seit geraumer Zeit quälte. Er bereitete sich gerade auf seine vierhundertste Vorstellung im Erfolgsmusical „The King and I" am New Yorker Broadway vor, als er einen niederschmetternden Befund erhielt: Lungenkrebs in fortgeschrittenem Stadium. Brynner hatte im Alter von 12 Jahren zu rauchen begonnen und nie damit aufgehört. Viele seiner Promotionfotos zeigten ihn mit einer Zigarette in der Hand. Die der Diagnose folgende Strahlenbehandlung blieb nicht ohne Nebenwirkungen, dennoch konnte Yul Brynner, vom Krebs gezeichnet, bei der Abschiedstour am Broadway noch einmal auftreten. In der beliebten TV-Show „Good Morning America" verfluchte er seine Rauchgewohnheiten und kündigte an, ein TV-Commercial gegen das Zigarettenrauchen zu produzieren.

Brynner starb im Oktober 1985. Sein Film gegen das Rauchen wurde erst nach seinem Tod ausgestrahlt.

STAHL ALLEIN IST NICHT GENUG

Auch aggressive Operationen können Brustkrebs nicht heilen – Ein neues Medikament macht Furore – Das Zeitalter der Interdisziplinarität beginnt

Für Brustkrebs habe er sich lange überhaupt nicht interessiert, erzählte der Mann, dem Hunderttausende Frauen den Erhalt ihrer Brust verdanken, später in einem Interview. Der US-amerikanische Arzt Bernard Fisher (1918–2019) war eigentlich ein Transplantationsspezialist und einer der ersten Chirurgen, die Lebertransplantationen durchführten. Fishers Expertise war gesucht. Er arbeitete an verschiedenen Universitätskliniken in den USA und in England, bevor ihn seine Stammuniversität, jene von Pittsburgh im US-Bundesstaat Pennsylvania, 1957 um die Rückkehr bat. Er sollte in einem Panel von 22 Chirurgen an einem Projekt forschen, wie der chirurgische Eingriff bei Brustkrebs erfolgreich mit Chemotherapie verbunden werden könnte.

Jetzt erst, so Fisher, habe er bemerkt, wie wenig eigentlich über die Biologie dieser Krankheit bekannt war. Ab 1958 leitete Fisher eine Studie mit 800 an Brustkrebs erkrankten Teilnehmerinnen, bei der untersucht wurde, wie sich eine Chemotherapie nach Operationen auswirkt. Dabei zeigte sich, dass die Überlebensraten von Frauen, die vor der Menopause an Brustkrebs erkrankten, deutlich stiegen, wenn sie mit dem Chemotherapeutikum Thiotepa behandelt wurden, ursprünglich ein Hilfsmittel bei der Baumwollproduktion. Das seit 1953 bekannte Zytostatikum hatte allerdings beträchtliche Nebenwirkungen.

Fishers Forscher-Panel untersuchte außerdem die Biologie von Metastasen. Dabei wurde die von William Steward Halsted bereits 1894 publizierte, aber noch immer geltende Theorie endgültig widerlegt, dass Brusttumoren besonders ins umliegende Gewebe streuen, weshalb nicht nur die Brust und die umliegenden Lymphknoten, sondern auch Teile des Brustmuskels entfernt werden müssten. Die Fisher-Gruppe wies nach, dass die Krebszellen über Lymph- und Blutgefäße im ganzen Körper verteilt werden und die Erkrankung somit nicht nur lokal, sondern „systemisch" behandelt werden musste.

Die radikale Operationsmethode der kompletten Brustentfernung nach Halsted, die in den 1960er-Jahren noch immer praktiziert wurde, konnte also nicht viel bewirken. Fisher trat daher dafür ein, die Entfernung der Brust nur noch in Ausnahmefällen vorzunehmen. Ein für die damalige Zeit revolutionärer Gedanke.

Zu ähnlichen Ergebnissen kam einige Tausend Kilometer weiter östlich, in Italien, der Mailänder Chirurg Umberto Veronesi, der am Krebsinstitut in Mailand mit dem Onkologen Gianni Bonadonna zusammenarbeitete. Die beiden Forscher vertraten die Ansicht, dass nur der Tumor und das unmittelbar umliegende Gewebe sowie die in der Achsel befindlichen Lymphknoten auf der Seite der erkrankten Brust zu entfernen seien und selbst dabei sei sehr selektiv vorzugehen. In einer von der Weltgesundheitsorganisation WHO finanzierten Studie wiesen die beiden Wissenschaftler nach, dass sich die Überlebensraten nach einer brusterhaltenden Operation in Kombination mit Strahlentherapie nicht von jenen nach radikaler Mastektomie – also der Entfernung der gesamten Brust – unterschieden.

Die brusterhaltende Therapie war aber ein Eingriff, der im Gegensatz zu Brustentfernung nicht zu einer Verstümmelung der Patientinnen führte. So war ein neuer Therapiestandard entstanden. Eine brusterhaltende Operationstechnik ist für Frauen jeden Lebensalters wichtig, da das Körperbild dadurch kaum verändert wird. Bei vielen wegen Brustkrebs operierten Frauen ist der Eingriff kaum oder gar nicht sichtbar – ein wichtiger Schritt für die Erhaltung der Lebensqualität.

Fisher und Veronesi stießen mit ihren Thesen auf erheblichen Widerstand. Einige Chirurgen warfen ihnen vor, sie gefährdeten leichtfertig die Gesundheit der Patientinnen.

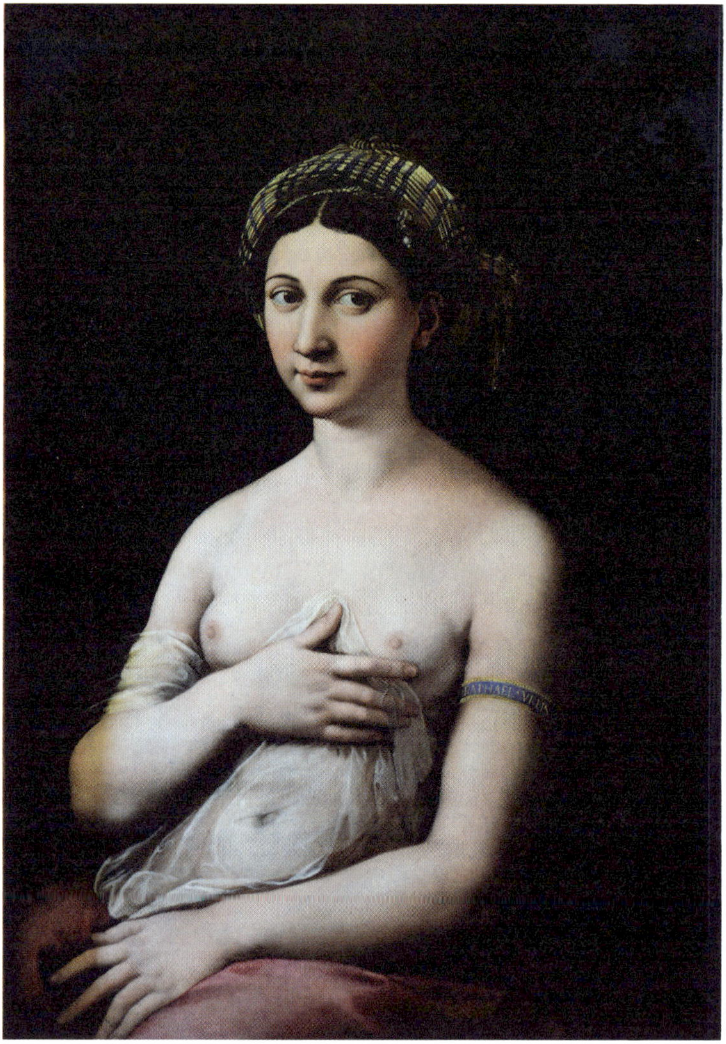

Renaissance-Gemälde einer Frau mit einem sichtbaren Brusttumor: Jahrhundertelang wurde die Biologie dieser Geschwulst nicht entschlüsselt.

Aber die beiden Wissenschaftler hatten verstanden, dass es sich bei Brustkrebs in vielen Fällen um eine Erkrankung handelt, die früh bösartige Zellen im ganzen Organismus streut. Patientinnen, bei denen die Krankheit nicht rechtzeitig erkannt wurde, starben daher oft trotz Operation an Fernmetastasen, die sich in anderen Körperregionen bildeten und dort Organe zerstörten, nicht aber am in der Brust lokalisierten Krebs. Somit wäre auch die aggressivste Operationstechnik nicht in der Lage, die Erkrankung zu heilen, so Fisher und Veronesi.

Was war also zu tun?

Die erste Überlegung war, dass eine auf das Bestehen von Fernmetastasen abzielende medikamentöse Nachbehandlung nach der Operation als zusätzliche, „adjuvante" Therapie das Rezidivrisiko, also die Wahrscheinlichkeit, dass der Krebs zurückkehrt, senken und daher vielleicht sogar eine Heilung der Erkrankung bewirken könnte.

Zu dieser Zeit, Mitte der 1970er-Jahre, gab es günstigerweise auch bereits die ersten klinischen Studienergebnisse über die Wirksamkeit der damals zur Verfügung stehenden Chemotherapeutika und antihormoneller Wirkstoffe.

Die antihormonelle Therapie beruhte – wie bereits erwähnt - auf der Beobachtung des schottischen Chirurgen George Beatson im Jahr 1895, der die Wirkung der Entfernung der Eierstöcke auf die Brustkrebserkrankung seiner Patientinnen erkannt hatte: Die Krebsgeschwulst wurde kleiner. Beatson stand freilich kein Therapeutikum zur Verfügung, die Entfernung der Ovarien war eine zu invasive Methode, um breit angewendet zu werden, und brachte auch dann nicht in allen Fällen eine Heilung.

Heute wissen wir, dass knapp mehr als die Hälfte der Brustkrebserkrankungen unter der Stimulation durch weibliche Geschlechtshormone – Östrogen und Progesteron – entstehen und wachsen. Und es gibt inzwischen auch wirksame Therapeutika.

Eines der wichtigsten Therapeutika entdeckte der amerikanische Pharmakologe Virgil Craig Jordan (geb. 1947), der sich in seiner wissenschaftlichen Arbeit auf eine ganz bestimmte Substanz konzentrierte, der er 1972 auch seine Doktorarbeit widmete: Triphenylethylen. Jordan bekam sofort einen gut dotierten Forschungsauftrag der Londoner „Imperial Chemical Industries (ICI)". Dem Unternehmen ging es allerdings nicht um die Suche nach wirksamer Brustkrebstherapie: Die Substanz Triphenylethylen versprach die geeignete Grundlage für die „Pille danach" zur Notfallverhütung zu sein. Diese gewünschte Wirkung blieb aber schon in den ersten Tests aus.

Jordan entdeckte bei Tierversuchen freilich einen unerwarteten Effekt: Mit einem Derivat von Triphenylethylen konnte er das Wachstum von Brustkrebs bei Ratten stoppen, das er zuvor mit Östrogen angekurbelt hatte. Die Substanz konnte die Andockstellen von Östrogen in den Brustkrebszellen blockieren und so das Wachstum des Tumors unterbinden. Das auf dieser Basis entwickelte Medikament kennt und verwendet man bis heute unter dem Namen Tamoxifen.

Virgil Craig Jordans Forschungsarbeit wurde vorerst eher kritisch beurteilt, erst 1976 konnte eine große Studie veröffentlicht werden, die ihm recht gab und die Wirkung des Medikaments bewies: Patientinnen profitierten von der Behandlung mit Tamoxifen nach der operativen Entfernung von Brustkrebs deutlich. Schon 1978 wurde Tamoxifen für Brustkrebspatientinnen in den USA zugelassen.

Jetzt, da die Therapie-„Werkzeuge" vorhanden waren, schritten Fisher und die Forschergruppen um Veronesi und Bonadonna separat ans Werk und konnten zeigen, dass sowohl eine Chemotherapie als auch eine antihormonelle Therapie mit Tamoxifen, die im Anschluss an die Operation – eben „adjuvant" – gegeben wurde, zu einem Langzeitvorteil führten. Weitere Studien

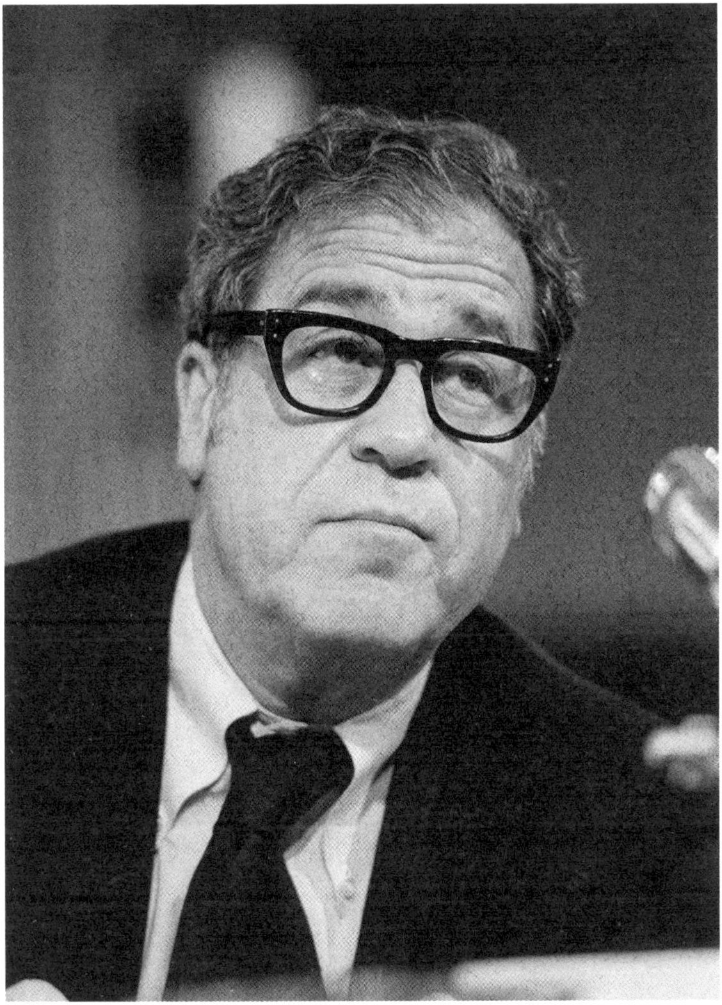

Krebsforscher Bernard Fisher: Der Chirurg erkannte, dass eine Operation allein den Brustkrebs nicht heilen kann.

ergaben, dass „adjuvante" Chemotherapie nach Brustkrebsoperation das Risiko einer Metastasierung bei Frauen unter 50 Jahren um 38 Prozent und bei Frauen zwischen 50 und 69 Jahren um 20 Prozent senken konnte.

Ähnlich wie bei der adjuvanten Chemotherapie war es bei der Verwendung von Tamoxifen als antihormoneller Therapie: Sie senkte die Sterberate um 31 Prozent und die Metastasierungsrate um 40 Prozent. Ein Triumph wissenschaftlichen Denkens, der zu einem großen Vorteil für die an Brustkrebs erkrankten Frauen führte.

Allerdings hat Tamoxifen auch Nebenwirkungen. Vor allem das Risiko an einem Krebs der Gebärmutter, dem Endometriumkarzinom, zu erkranken, ist um das Zwei- bis Vierfache erhöht. Dennoch sind die Vorteile des Medikaments, es ist inzwischen weltweit als Generikum erhältlich, klar überwiegend. Tamoxifen trägt nicht nur zur Verhinderung des neuerlichen Auftretens von Brustkrebs bei. Frauen, die Tamoxifen einnehmen, haben auch ein geringeres Risiko für Herz-Kreislauf-Erkrankungen und weisen eine erhöhte Knochendichte auf.

Bernard Fisher und Umberto Veronesi blieb der Ruhm für ihre umwälzenden Entdeckungen in der Krebsbehandlung nicht versagt. Als Fisher 2019 im Alter von 101 Jahren starb, war er im Besitz von Ehrendoktor-Würden an vier der renommiertesten Universitäten der USA, darunter der Yale-University. Umberto Veronesi war in seinen späten Lebensjahren einer der prominentesten Italiener, ab 2000 diente er zwei Jahre lang als Gesundheitsminister in der Linksregierung von Giuliano Amato und setzte sich – allerdings erfolglos – für die Legalisierung von Marihuana für die Anwendung in der Schmerztherapie ein.

In den 1980er-Jahren wurde damit begonnen zu untersuchen, ob Chemotherapie nicht auch vor der Operation – es hieß dann „neoadjuvant" – verabreicht werden könnte. Damit konnte das Ansprechen der Tumorzellen auf diese Behandlung direkt beobachtet werden, weil sich der Tumor in der Brust verkleinerte, was auch ein Maßstab für das Verschwinden von Tumorzellen an entfernten Stellen des Körpers war. Gleichzeitig werden auf diese Weise große Tumoren, die früher eine brusterhaltende Operation verunmöglichten, verkleinert.

Heute werden Frauen mit Brustkrebs zu etwa 90 Prozent brusterhaltend operiert. Ausnahmefälle stellen Tumoren dar, die an mehreren Orten in der befallenen Brust lokalisiert sind, in diesem Fall kann nur durch eine Brustentfernung ein befriedigendes Ergebnis erzielt werden.

Dieses Beispiel für die Fortschritte bei der Behandlung von Brustkrebs ist paradigmatisch für die interdisziplinäre Forschung: Chirurginnen, Frauenärzte, internistische Onkologen und Strahlentherapeutinnen haben gemeinsam eine radikale Verbesserung der Überlebenschancen von Brustkrebs erreicht.

Die häufigsten Krebserkrankungen in Europa
In Prozent aller Krebsfälle

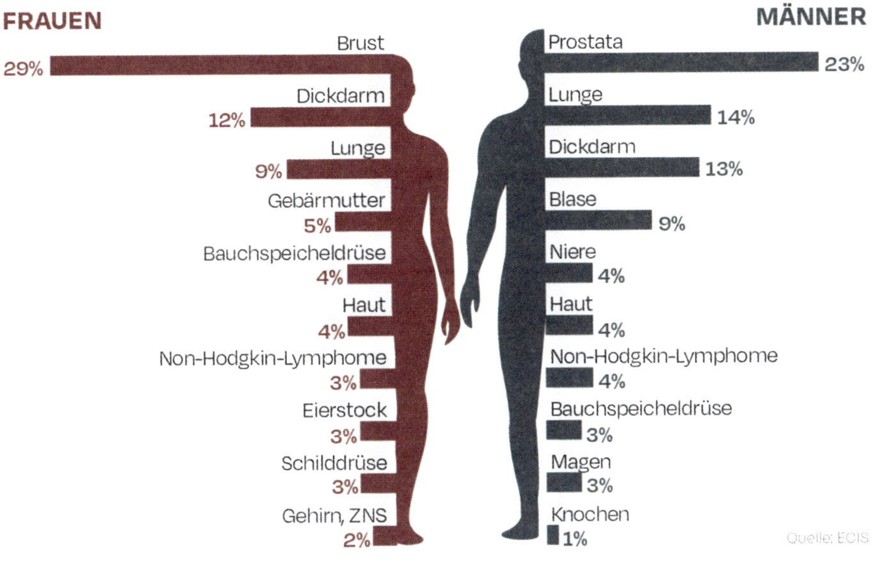

Sogar eine Zusammenarbeit mit Mathematikern trug dazu bei: Edward Kaplan und Paul Meier entwickelten 1958 die sogenannte „Kaplan-Meier-Schätzfunktion", die aufgrund empirischer Daten zum Abschätzen der Wahrscheinlichkeit dient, ob bei einem theoretischen Versuchsobjekt ein bestimmtes Ereignis innerhalb eines Zeitintervalls eintritt. Damit gab es ein wichtiges Tool für die Kontrolle eines Therapieverlaufs und damit für die Abschätzung der Wirksamkeit der gewählten Therapiemaßnahmen.

Das Konzept der „adjuvanten" und „neoadjuvanten" Therapie oft in Kombination mit einer Strahlentherapie hat sich inzwischen bei einer Vielzahl anderer Krebsarten durchgesetzt, wozu ständig verbesserte Medikamente beigetragen haben. Das von der Behandlung von Brustkrebs abgeleitete Konzept dieser Therapieformen bei Frühstadien von Krebs wird heute erfolgreich auch bei Krebs des Mund-Rachenbereichs, bei Lungenkrebs, Dickdarm- und Mastdarmkrebs, Krebsformen der Gebärmutter und der Eierstöcke, bei Speiseröhren- und Magenkrebs, aber auch beim schwarzen Hautkrebs, dem malignen Melanom, eingesetzt, das bisher als besonders therapieresistent galt. In allen diesen Fällen verzögert die „adjuvante" oder die „neoadjuvante" Therapie das neuerliche Auftreten der Erkrankung deutlich oder führt sogar zur kompletten Heilung.

Und das Medikament Tamoxifen, das am Beginn dieser Behandlungsmethode stand? Virgil Craig Jordans Entdeckung zeigte zur Überraschung von Ärzten in San Diego auch auf einem völlig unerwarteten Gebiet Wirkung: Es bekämpft eine hochgefährliche Amöbe, die für die in den meisten Fällen tödlich verlaufende Amöben-Meningoenzephalitis verantwortlich ist. Sie kommt vor allem in tropischen Süßwasserseen vor.

Im Leistungssport wird Tamoxifen nicht selten als Dopingmittel eingesetzt: Es unterdrückt eine häufige Nebenwirkung der muskelfördernden Anabolika, die Gynäkomastie, also die Vergrößerung der Brustdrüsen bei Männern. Außerdem führt Tamoxifen zu einer Erhöhung des Hormons Testosteron, das eine Zunahme der Muskelmasse bewirkt. Seit 2005 steht Tamoxifen als verbotene Substanz auf der Dopingliste der Welt-Anti-Doping-Agentur WADA.

WENDEPUNKT IMMUNOLOGIE: DER KÖRPER KANN SICH SELBST HEILEN

Tumoren unterdrücken das Immunsystem – Neue Therapien ermöglichen dem Immunsystem, Tumoren aktiv anzugreifen

Die Eibe gilt seit jeher als geheimnisvoller Baum. Das mag mit dem Alter zu tun haben, das manche Exemplare erreichen. In England wurden 2000 Jahre alte Eiben ausgemacht. Dort und in anderen keltischen Siedlungsgebieten nutzten Priester sie, um sich aus der Welt der toten Geister Informationen und Rat zu holen.

Dem Baum mit den weichen Nadeln wurde nachgesagt, schon das bloße Verweilen unter seiner Krone verändere das Bewusstsein. Aus Eibenholz wurden Zauberstäbe gefertigt. „Ötzi", die 1991 in den Ötztaler Alpen gefundene 5000 Jahre alte Gletschermumie, trug einen Bogen von 1,80 Meter Länge aus Eibenholz bei sich, auch der Stiel seines Kupferbeiles war aus Eibenholz. Es ist hart, aber dennoch biegsam.

Auch die berauschende Wirkung der „Ausdünstung" des Eibenbaums wird in alten Schriften gepriesen. Man war freilich gut beraten, es beim Schnuppern dieser Ausdünstung zu belassen, denn mit Ausnahme der roten Samenkapseln ist alles an diesem Baum hochgiftig. Schon die Aufnahme von 50 bis 100 Gramm in Wasser gelöster Eibennadeln kann für den Menschen tödlich sein. Der Tod tritt durch Atemlähmung und Herzversagen ein. Ein Gegenmittel gibt es nicht, wer die Vergiftung überlebt, trägt einen irreparablen Leberschaden davon.

Ende der 1980er-Jahre fanden Pharmakologen heraus, dass sich einer der Inhaltsstoffe der Eibe, das Paclitaxel, in der Krebstherapie einsetzen lässt, weil es Tumorzellen am Wachs-

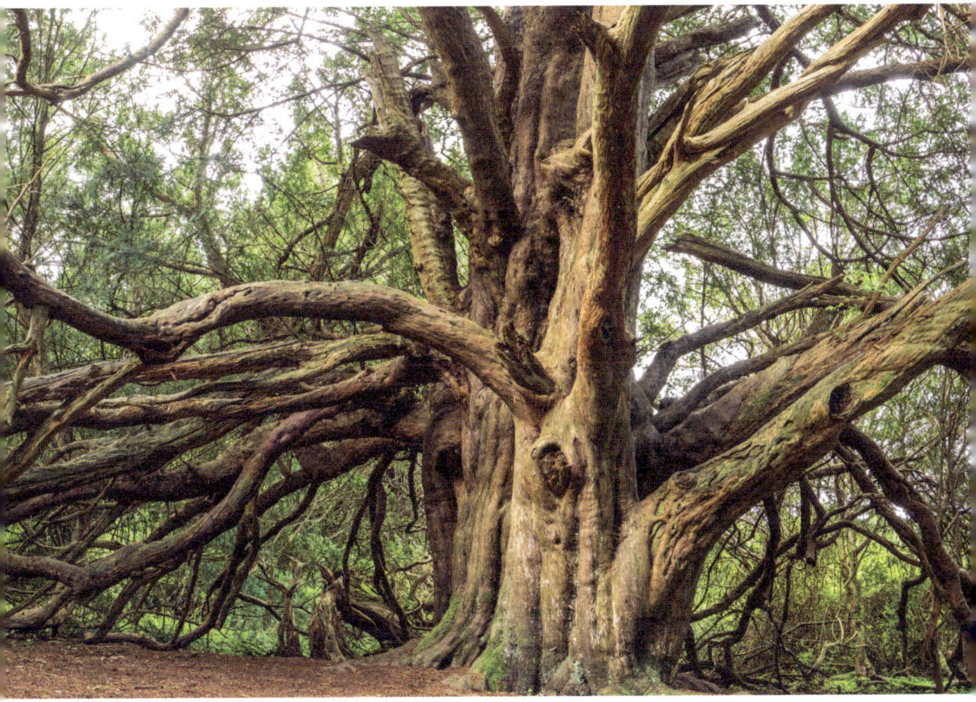

Die Eibe, ein keltischer Kultbaum: In einem hochkomplexen Vorgang produziert sie einen Inhaltsstoff, der sich in der Krebstherapie einsetzen lässt.

tum hindert. Unter dem Markennamen Taxol kam es in den Handel. Allerdings mussten zur Gewinnung einer nennenswerten Dosis der Substanz gewaltige Mengen Eibenrinde extrahiert werden – der Großteil stammt von der nur in Nordamerika vorkommenden Pazifischen Eibe. Zehntausende der nur langsam wachsenden Bäume wurden zur Gewinnung des Medikaments gefällt. Später ließ sich der Wirkstoff auch im Labor herstellen, allerdings ist auch diese Methode aufwendig und teuer. Aufgrund der komplexen Gewinnung von Paclitaxel wurde intensiv nach Produktionsmethoden gesucht, um diese Substanz in größeren Mengen und mit vertretbarem Aufwand herstellen zu können.

2023 hat nun eine Forschungsgruppe des Max-Planck-Instituts entdeckt, wie Eiben das komplexe Molekül Paclitaxel produzieren. Bis dahin war dies nur ansatzweise bekannt, der Vorgang im Baum ist hochkomplex. Studien legten nahe, dass mindestens 20 verschiedene Enzyme in der Eibe an der „Herstellung" von Paclitaxel beteiligt sind.

Nachdem die Forschenden im Max-Planck-Institut den Vorgang verstanden hatten, kopierten sie die notwendigen Gene für die Eiben-Enzyme in eine in Australien vorkommende Art der Tabakpflanze, die sich besonders gut als Wirt für dieses Experiment eignet. Die auf diese Weise „umgebauten" Pflanzen produzieren tatsächlich Paclitaxel, allerdings in geringeren Mengen als die Eibe. Auf diese Weise wird vielleicht die Gewinnung von Taxanen, aber auch von anderen Medikamenten auf eine völlig neue Basis gestellt werden.

Die Gruppe der „Taxane" hat die Effektivität der Chemotherapie bei Brustkrebs, Eierstockkrebs und Tumoren des weiblichen Genitaltrakts, bei Lungenkrebs, Prostatakrebs, Tumoren des oberen Verdauungstrakts sowie des Mund-Rachenraums deutlich verbessert und neue Therapiestandards etabliert.

Trotz dieser Erfolge gewann die Suche nach besseren, gezielteren Therapien als der Chemotherapie im Laufe der 1990er-Jahre an Fahrt. Dabei entwickelte sich eine bis dahin in der Krebstherapie nicht angewandte Disziplin: die Immunologie.

Das Konzept der Therapie mit immunologischen Methoden basiert auf den beiden Grundsäulen der Immunologie beim Menschen:

Säule 1: Körpereigenes Gewebe wird toleriert, ohne dass eine Abwehrreaktion entsteht. Erkrankungen, bei denen dies nicht der Fall ist, werden „Autoimmunerkrankungen" genannt: Das fehlgesteuerte Immunsystem zerstört dabei körpereigenes Gewebe, weil es nicht mehr als „eigenes" toleriert wird. Die Schilddrüse, die Nebennieren, die Gelenke, die Haut, der Darm, das Bindegewebe, die Nieren, die Nebennieren und selbst das Gehirn und die Nerven können davon betroffen sein. Auch weit verbreitete rheumatische Leiden, etwa die rheumatoide Arthritis und die Schuppenflechte, die Psoriasis, zählen zu diesen Autoimmunerkrankungen.

Säule 2: „Fremdes" wird abgewehrt – es kommt zur Abwehr von „Eindringlingen", die sich von körpereigenen Geweben unterscheiden und als fremd erkannt werden. Die daraufhin aktivierten immunologischen Mechanismen erkennen diese fremden Strukturen – etwa Organtransplantate oder Bakterien – und versuchen, sie mit den ihnen zur Verfügung stehenden Mitteln zu eliminieren. Bei Organtransplantaten wird daher medikamentös eingegriffen, um die Immunmechanismen zu unterdrücken, andernfalls käme es zur Abstoßung des übertragenen Organs, wie es tatsächlich nach den ersten Herztransplantationen Ende der 1960er-Jahre geschehen ist.

Warum aber gelingt die Abstoßung von Tumoren nur sehr bedingt?

In den frühen 1980er-Jahren wurde erkannt, dass das Immunsystem des menschlichen Körpers nicht genügend Abwehrstoffe („Antikörper") produzieren kann, um Tumoren auszuschalten. Diese Erkenntnis hat in der Folge zu einer völlig neuen Therapieform geführt. Zu verdanken ist sie den Entdeckungen der Molekularbiologen Cesar Milstein und George Köhler, die dafür 1984 den Nobelpreis erhielten. Den beiden Forschern war es gelungen, eine Methode zur Produktion großer Mengen „hochgereinigter" Antikörper zu entwickeln, die der Körper selbst nicht in ausreichender Menge produzieren kann, um Tumorzellen zu eliminieren. Die hohe „Sauberkeit" dieser monoklonalen Antikörper ist deshalb wichtig, weil Verunreinigungen auch zur Zerstörung gesunder Zellen führen können, was natürlich nicht das Ziel dieses „Abwehrkampfes" sein darf.

Der Einsatz solcher Antikörper, die Tumorzellen in Kombination mit Chemotherapie deutlich besser zerstören als Chemotherapie allein, hat ab den 1990er-Jahren zu wichtigen Fortschritten geführt. So wird heute eine erfolgreiche Therapie von bestimmten Arten von Lymphknotenkrebs nicht ohne die Verwendung von solchen monoklonalen Antikörpern erfolgen. Sie können Tumorzellen, die von bösartig entarteten Lymphknoten, den Lymphomen, ausgehen, auf immunologische Weise zerstören und verstärken damit den Effekt der gleichzeitig verabreichten Chemotherapeutika. Diese Antikörper-Präparate werden meist intravenös, bei manchen Substanzen aber auch nur unter die Haut („subcutan") verabreicht. Analoge Präparate in Tablettenform gibt es nicht, weil die Magensäure diese Proteine zerstören würde.

Die Verwendung von derartigen Antikörpern zusätzlich zur Chemotherapie hat bei der Behandlung von Lymphomen mit hohem Bösartigkeitspotenzial zu deutlich höheren Ansprechraten als bei der alleinigen Verwendung von Chemotherapie geführt. Der Prozentsatz der anhaltenden Heilungsraten stieg damals von etwa 70 auf über 80 Prozent.

Seither wurden viele weitere monoklonale Antikörper entwickelt, die zur erfolgreichen Therapie auch bei anderen Krebsformen beitragen. Diese Antikörper ergänzen die körpereigene Produktion von gegen Tumoreigenschaften gerichteten Abwehrstoffen, sie werden mittlerweile bei bestimmten Formen von Brustkrebs, Tumoren des Hals-Rachenraums und bei Dickdarmkrebs eingesetzt.

Ein besonders wichtiger Erfolg bei der Anwendung der monoklonalen Antikörper gelang bei der Therapie von Patientinnen mit bestimmten Formen von Brustkrebs, die aufgrund ihrer raschen Zellvermehrung besonders aggressiv verlaufen. Solche Brusttumoren machen etwa 10 bis 20 Prozent aller Fälle aus.

Bei einer dieser Gruppen der Brustkrebserkrankungen weisen die Tumorzellen eine „Antenne“ namens Her-2/neu auf, an die ein Wachstumsfaktor ankoppeln kann, der zu einem besonders aggressiven Krankheitsverlauf führt. Nun wurde ein monoklonaler Antikörper gegen diese „Antenne“ entwickelt, der in Kombination mit Chemotherapie Patientinnen in einem weit fortgeschrittenen Stadium der Erkrankung zusätzliche Lebensjahre bringt: Hatten sie früher durchschnittlich nur 23 Monate Lebenserwartung, sind es heute durch einen solchen Antikörper im Schnitt 57 Monate, also fast fünf Jahre. Mehr als ein Drittel dieser schwer erkrankten Patientinnen lebt auch acht und mehr Jahre nach der Diagnose noch, was vor wenigen Jahren unvorstellbar war.

Der Einsatz solcher gegen die Wachstumsfaktor-„Antenne“ Her-2/neu gerichteten Antikörper in einer frühen Phase von Brustkrebs hat in Kombination mit Chemotherapie auch die Rückfallquote halbiert. Bei etwa 45 Prozent aller Patientinnen verschwinden mit dieser Therapie behandelte Tumoren zur Gänze. Dennoch muss bei diesen Patientinnen das umliegende Gewebe im ehemaligen Tumorareal operativ entfernt werden.

Neue Antikörper beleben das Immunsystem

Bei gesunden Menschen können Krebszellen von den Mechanismen des Immunsystems entweder zerstört werden oder sie überleben im Gleichgewicht mit der immunologischen Kontrolle, sie werden also „in Schach“ gehalten. Diese Prozesse passieren in unserem Leben ständig. Unter bestimmten Bedingungen entweichen aber Tumorzellen dieser Kontrolle, wachsen unkontrolliert und verbreiten sich im Organismus. Warum ist das der Fall?

In den 1990er- und frühen 2000er-Jahren wurde erkannt, dass Tumoren das Potenzial besitzen, die gegen sie gerichtete Immunabwehr auszuschalten: Sie unterdrücken oder lähmen jene Zellen des Immunsystems, die in der Lage wären, sie zu zerstören. Heute gibt es gegen diese aktive Ausschaltung der Immunabwehr, die durch einen physischen Kontakt zwischen Tumorzelle und Immunzelle geschieht, neue Antikörpertherapien: Durch diese Antikörper wird die Ausschaltung der Immunzellen aufgehoben und damit das körpereigene Immunsystem in die Lage versetzt, die Tumorzellen zu eliminieren. Das heißt: die Erkrankung zu beherrschen oder gar zu heilen.

Die Entwickler dieser neuen monoklonalen Antikörper, die Immunologen Jim Allison und Tasuku Honjo, wurden 2018 mit dem Nobelpreis ausgezeichnet. Allison hatte auch ein persönliches Motiv für seine intensive Forschungstätigkeit: In seiner Familie waren besonders viele Krebsfälle aufgetreten.

Diese neu entdeckten Antikörper werden in der Fachsprache „Immun Checkpoint Inhibitoren" genannt. Sie spielen heute in der Therapie vieler Krebserkrankungen eine wichtige Rolle – entweder als alleinige Behandlungsform oder in Kombination mit Chemotherapie.

Erstmals wurde diese neue Antikörper-Therapie 2010 eingesetzt, um das fortgeschrittene maligne Melanom – den Hautkrebs – zu behandeln. Diese Erkrankung galt in ihrem fortgeschrittenen Stadium lange als unbehandelbar und führte mit einem dramatischen Verlauf zum Tod. Durch den eingesetzten Checkpoint Inhibitor und seine Folgesubstanzen wurde die Medizin in die Lage versetzt, das maligne Melanom zu bezwingen und sogar zu heilen. Heute leben fünf Jahre nach der Diagnose noch 95 Prozent der Patientinnen und Patienten

Es gibt aber noch weitere bemerkenswerte Ergebnisse: Bei einem fortgeschrittenen Lungenkarzinom, das eine bestimmte Eigenschaft für eine Therapie mit einem Checkpoint Inhibitor empfindlich macht, sind mehr als 40 Prozent aller Patienten fünf Jahre nach Diagnosestellung noch am Leben. Sie hatten früher nur noch wenige Monate zu leben.

Analoges gilt für den Nierenkrebs, der mittels dieser Therapieform ebenfalls für viele Jahre stabilisiert werden kann. Bei fortgeschrittenen Tumoren des Rachenraums, der Speiseröhre, des Magens oder sogar der Leber und des Gebärmutterhalses, die früher als schicksalhaft in ihrem Verlauf angesehen wurden, konnte die Dauer des Überlebens durch den Einsatz dieser Medikamentengruppe zumindest deutlich verlängert werden.

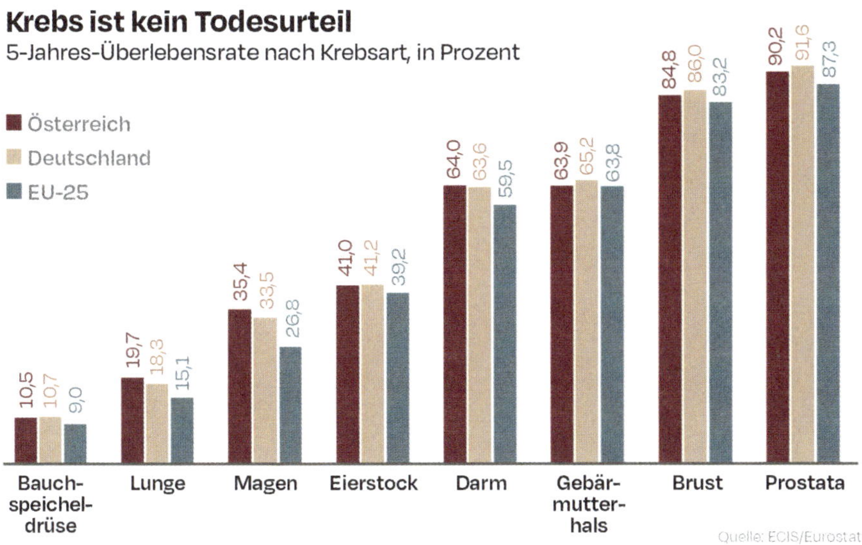

Inzwischen wurden von der U.S.-amerikanischen Medikamentenbehörde, der „Food and Drug Administration“ (FDA), sieben unterschiedliche Checkpoint Inhibitoren für etwa zwanzig verschiedene Krankheitsformen von Krebs zugelassen.

Dennoch handelt es sich dabei erst um den Beginn der Entwicklung auf dem Gebiet der Tumorimmunologie und noch nicht um einen „Sieg“: Laufend werden neue Charakteristika von Tumorzellen gefunden, die das umgebende Immunsystem lähmen können. Um auch diese Lähmung aufzuheben, müssen weitere Substanzen erforscht und zu Medikamenten entwickelt werden. Das große Ziel dabei: Kombinationen von solchen Medikamenten sollen es erlauben, ganz ohne die bisher verwendete Chemotherapie auszukommen.

Am Beispiel des Patienten Steve McQueen

An einem prominenten Krebsopfer lassen sich die hier beschriebenen Fortschritte der Krebstherapie gut demonstrieren. Der Filmstar Steve McQueen („Die glorreichen Sieben", „Papillon", „Cincinnati Kid") erkrankte im Alter von 50 Jahren an einem sogenannten „Mesotheliom", in diesem Fall einem Tumor des Rippenfells. Sehr oft ist ein Mesotheliom auf längeren Kontakt mit Asbest oder asbesthaltigen Baustoffen zurückzuführen. Dachdecker, Installateure, Maurer – sie alle waren weitgehend ungeschützt mit Asbest in Kontakt, bevor man dessen krankmachende Wirkung entdeckte. Rauchen verstärkt dieses Risiko zusätzlich.

Steve McQueen war Asbest in seiner Jugend bei der US-Navy ausgesetzt, viele Schiffe hatten asbesthaltige Bauteile.

Die Therapie des Mesothelioms spiegelt gut die Entwicklungen auf dem Gebiet der Diagnostik, der Chirurgie und der internistischen Krebsbehandlung wider.

Als Steve McQueen 1979 daran erkrankte, galt das Mesotheliom noch als therapieresistent. Erst der Nachweis, dass das Medikament Cisplatin die Überlebenszeit der Patienten ein wenig verlängern kann, gab Hoffnung. Anfang der 2000er-Jahre wurde das nun bereits etablierte Cisplatin mit dem damals neuen Pemetrexed kombiniert, was bei Patienten mit ausgedehntem Mesotheliom zu einer – noch immer bescheidenen – durchschnittlichen Lebensdauer von etwas mehr als acht Monaten führte.

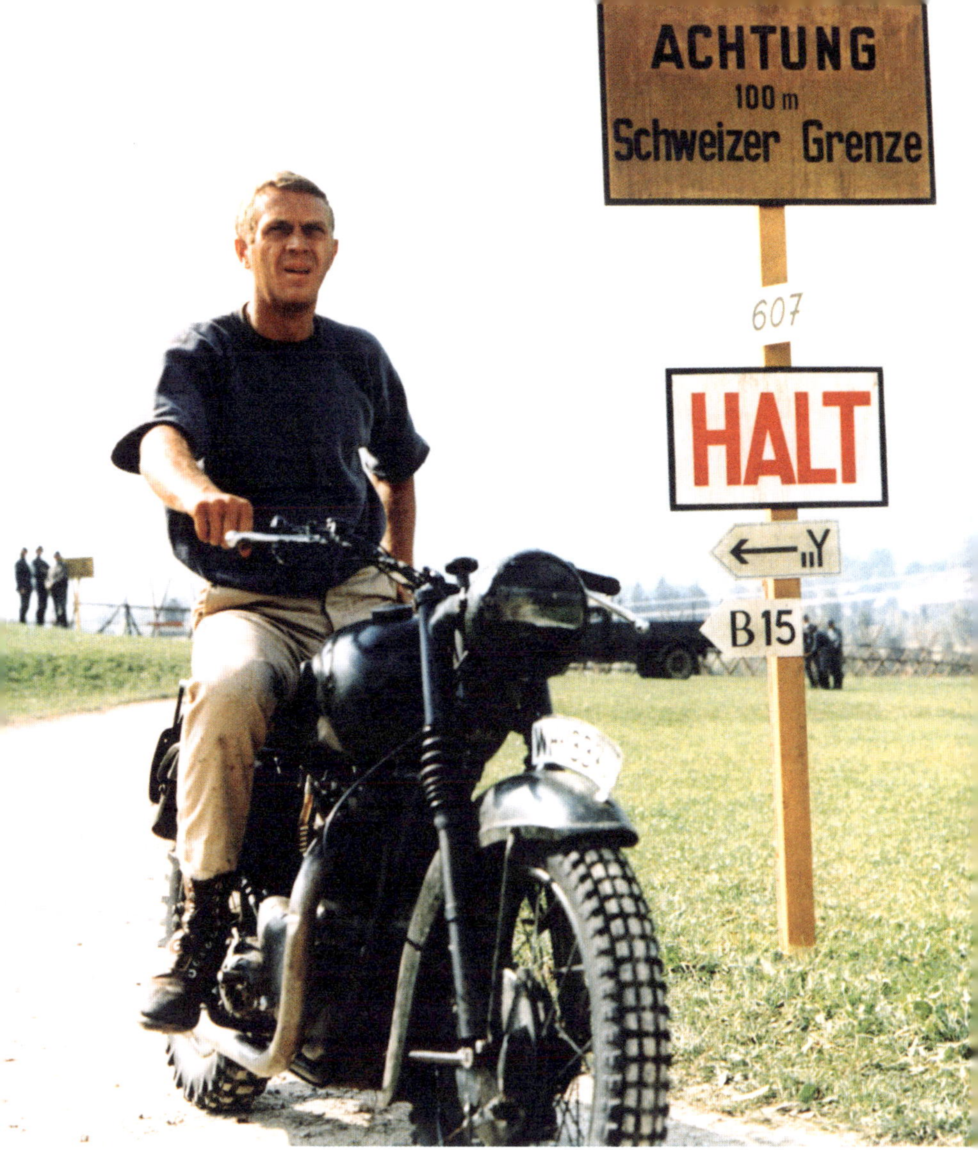

Krebsopfer Steve McQueen: Der Schauspieler starb 1980 an einem Tumor des Rippenfells, der oft durch den Kontakt mit Asbest entsteht.

Diese Behandlungsform war Standard, bis Immuntherapien in Form der beschriebenen Immun Checkpoint Inhibitoren in den späten 2010er-Jahren entwickelt wurden. Die Überlebensdauer mit einem Mesotheliom verbesserte sich daraufhin in Kombination mit Chemotherapie erneut um das Doppelte. Und vor allem: Die Tumoren, die zusätzlich auch mittels Strahlentherapie behandelt werden können, werden durch ihre Verkleinerung operabel.

Steve McQueen starb 1980, wenige Monate, nachdem seine Krankheit entdeckt worden war. Eine Behandlung beim bayerischen „Alternativmediziner" Josef Issels – von ihm wird noch die Rede sein – schlug erwartungsgemäß fehl.

Das Mesotheliom wäre zwar heute noch immer eine sehr schwere Erkrankung, aber es würde eine Vielzahl von Therapieoptionen zur Verfügung stehen, die es zum Zeitpunkt der Diagnose seiner Erkrankung noch nicht gab. Die Überlebensprognose des Patienten Steve McQueen hätte sich deutlich verändert.

SIND ES DIE GENE?

Der Abt Gregor Mendel entdeckt die Grundlagen der Vererbung – Der humane Genomatlas und seine Folgen für Krebsforschung und Krebstherapie – Ist Krebs vererbbar?

Acht Jahre lang beschäftigte er sich neben seinen religiösen Pflichten fast ausschließlich mit Erbsenpflanzen. Danach fasste der hochwürdige Abt Gregor der Augustinerabtei Sankt Thomas in Brünn seine Erkenntnisse in einem detaillierten Papier säuberlich zusammen und trug sie dortselbst einer Fachgesellschaft vor. Kaum jemand interessierte sich dafür. Als Gregor Mendel 1884 starb, ließ der neue Abt seinen Nachlass im Klosterhof verbrennen, weil selbst dessen Verwandte kein Interesse daran hatten.

Erst im Jahr 1900, 35 Jahre nach Gregor Mendels Veröffentlichung und 16 Jahre nach seinem Tod, wiederholten drei Botaniker Mendels Versuche über genetische Vererbung und kamen zu identen Ergebnissen.

Diese waren revolutionär und bestimmen bis heute die Vererbungslehre. Die „Mendelschen Regeln" begründen die „Uniformitätsregel": Die Nachkommen von genetisch stabilen „Vorfahren-Pflanzen" sehen aus und haben idente Eigenschaften wie ihre Vorfahren. Durch die gegenseitige Befruchtung von unterschiedlich aussehenden Erbsen veränderte Mendel das Aussehen der Nachfahren nach einem statistisch vorhersagbaren Schlüssel.

1902 wandte der englische Arzt und Wissenschaftler Archibald Garrod diese Erkenntnisse auf dem neuen Gebiet der Genetik auf den menschlichen Organismus an und beobachtete, dass bestimmte Stoffwechselerkrankungen offenkundig vererbbar sind. „Angeborene Stoffwechselstörungen" nannte er diese Leiden, ein Begriff, der bis heute geläufig ist.

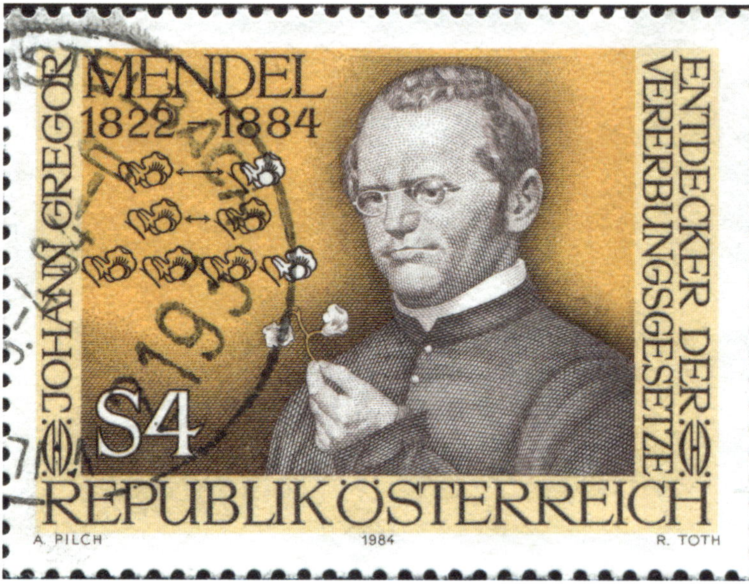

Gregor Mendel: Der Abt der Augustinerabtei in Brünn entdeckte das Prinzip der genetischen Vererbung – aber lange interessierte sich niemand dafür.

Die Entdeckungen Mendels und der ihm folgenden Wissenschaftler haben zu wichtigen biologischen Erkenntnissen geführt, aber auch die dramatisch umkämpfte Streitfrage aufgeworfen, ob auch erworbene Eigenschaften an die Nachkommen vererbt werden können.

Diese Ansicht vertrat schon in den 1820er-Jahren, als noch niemand etwas von der Existenz von Genen ahnte, der französische Forscher Jean-Baptiste de Lamarck (1744–1829). Organismen könnten an ihre Nachkommen Eigenschaften vererben, die sie während ihres Lebens erworben haben, so seine Lehre, der „Lamarckismus".

Einer der glühenden Anhänger dieser Theorie war der Wiener Zoologe Paul Kammerer (1880–1926), der in der Prater Hauptallee eine biologische Versuchsstation betrieb, in der er Experimente durchführte, die diese Annahme bestätigen sollten.

1912 arbeitete auch die soeben verwitwete Alma Mahler in seinem Labor. Ihr Mann, der Hofoperndirektor Gustav Mahler, war im Jahr zuvor verstorben. Alma, jetzt 33, hatte keine Ahnung von Biologie, ihre Aufgabe war es, Mehlwürmer an Gottesanbeterinnen zu verfüttern und diese beim Verzehr zu beobachten.

Alma Mahler war nicht eben mit Feuereifer bei dieser ihr höchst fremden Aufgabe, der verheiratete Kammerer war allerdings bis über beide Ohren in sie verliebt und neigte zu bemerkenswerten Exzessen, die Alma später so beschrieb: *„Wenn ich von einem Sessel aufstand, kniete er nieder und beroch und streichelte den Sesselplatz, auf dem ich gesessen war. Es war ihm dabei ganz egal, ob Fremde im Raume waren oder nicht.“* Sollte ihn Alma verlassen, würde er sich am Grab des von ihm hochverehrten Gustav Mahler erschießen, schwor der entflammte Forscher.

Kammerer erschoss sich 1926 tatsächlich, aber nicht an Mahlers Grab, sondern am Schneeberg und nicht wegen Alma, die ihn entnervt schon 1912 verlassen hatte: Ihm war vorgeworfen worden, die Ergebnisse seiner Versuche gefälscht zu haben, um seine Theorien der Vererbung erlernter Eigenschaften zu bestätigen. Finanziell am Ende sah er nur im Selbstmord einen Ausweg. Wenige Jahre nach Kammerers Tod nahm sich ein anderer Biologe dieser Theorie an und die Folgen waren noch weit dramatischer.

Anfang der 1930er-Jahre hatte Josef Stalin die Macht in der Sowjetunion bereits fest in der Hand. Durch die von ihm veranlasste Zwangskollektivierung der Landwirtschaft kam es in großen Teilen des Landes, vor allem in der Ukraine, zu gewaltigen Ernteeinbußen und Hungersnöten, die Millionen Menschenleben forderten. Nun trat der Agrarwissenschaftler Trofim Denissowitsch Lysenko (1898–1976) auf den Plan, der Abhilfe versprach: Er bestritt, dass es Gene gebe, und behauptete ganz im Sinne des „Lamarckismus“, Getreidesorten könnten einfach durch geeignete Kulturbedingungen grundsätzlich verändert werden. Zu diesem Zweck setzte er Saatgut künstlicher Kälte aus und versprach, Winterweizen werde auf diese Weise schon im Frühjahr reif. Er veranlasste merkwürdige Düngermischungen, ohne diese in der Praxis ausreichend zu testen, und verhieß einfach höhere Ernteerträge.

Stalin, der auf seiner Datscha selbst ein Glashaus betrieb, gefiel das. Wissenschaftler, die eine andere Ansicht verfolgten, wurden fortan verhaftet, in den Gulag deportiert und in einigen Fällen sogar hingerichtet. Viele flüchteten ins Ausland.

Das Denkmal für Gregor Mendel in Brünn wurde 1948, nach der Machtübernahme der Kommunisten, abgebaut und hinter die Mauern der Abtei verräumt. Zur Verräumung der Lysenko-Methoden kam es erst Anfang der 1960er-Jahre durch Parteichef Nikita Chruschtschow, der Ukrainer hatte sie schon zu Stalins Lebzeit kritisiert.

Was sind aber diese Gene, die es in Stalins Reich nicht geben durfte? Die Desoxyribonucleinsäure (DNS oder englisch DNA; das „A“ steht für „Acid“), die sich in allen Zellen unseres Organismus im Zellkern befindet, enthält alle Gene, die wir zum Leben brauchen. Sie veranlassen die Zelle, jene Botenstoffe zu produzieren, welche die „Nachfolgezelle“ benötigt, um dieselbe Funktion zu erfüllen wie die Vorläuferzelle. Die vollkommene Identität einer Zelle mit ihrer „Tochterzelle“ heißt auch „High Fidelity“.

Auch wenn es uns heute fast unvorstellbar erscheint: Diese Erkenntnis ist verblüffend neu. Noch vor etwas mehr als zwanzig Jahren haben wir Gene, die in unserer DNA die Zellfunktion regulieren, gar nicht oder nur teilweise gekannt. 1990 war zur Analyse der beim Menschen vorhandenen Gene das „Humane Genomprojekt“ gestartet worden, das 2003 abgeschlossen wurde. Erst seither wissen wir, welche Gene der Mensch besitzt und welche sein unbeeinträchtigtes Überleben in Gesundheit sichern.

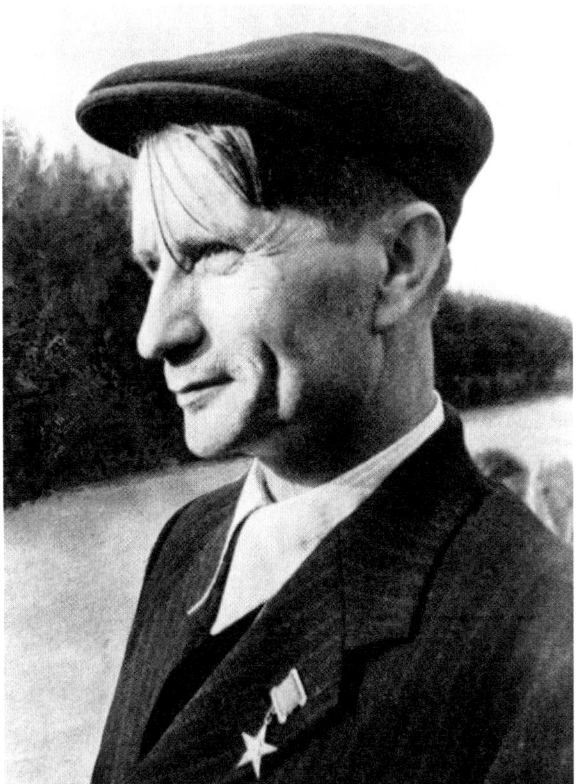

Stalins Leib-Biologe Trofim Lysenko: Die Existenz von Genen bestritt er – wer ihm widersprach, landete im Gulag, einige seiner Gegner wurden erschossen.

Was aber, wenn eines der Gene unkontrolliert Oberhand gewinnt oder auch seine Funktion verliert und es dadurch diese „High Fidelty“ nicht mehr gibt? Dann kann unter Umständen aus einer gesunden Zelle eine Krebszelle werden.

Diese kranken Zellen verändern sich zunehmend, verlieren ihre ursprüngliche Funktion, vermehren sich ungehemmt, holen sich ihre eigene Blutversorgung und entwickeln folgenschwere Eigenschaften: Sie können die körpereigenen Abwehr lähmen und sich über Blut- und Lymphbahnen in entfernte Organe verstreuen. Diese besiedeln sie in Form von Metastasen, welche die Organe nachhaltig schädigen.

All dies geschieht durch Veränderungen auf molekularer Ebene. Es entsteht eine „molekulare Anarchie“, die sich klinisch darin äußert, dass Tumoren entstehen und wachsen.

Man kann oberflächlich gelegene Tumoren tasten oder tiefer gelegene mittels Röntgenuntersuchungen darstellen. Bei fortgeschrittenen Krebsformen sieht man bei bildgebenden Untersuchungen auch vergrößerte Lymphknoten und Metastasen in entfernten Organen. All dies ist das klinische Ergebnis fehlgeleiteter molekular-genetischer Prozesse.

Bei 33 verschiedenen Krebsarten wurden diese molekular-genetischen Veränderungen 2006 im Cancer Genome Atlas (TCGA) auf der Basis von 20.000 Proben beschrieben. Erstmals wurde damit die enorme Komplexität der möglichen genetischen Veränderungen dargestellt, welche die Krebsentstehung begünstigen. Nicht zufällig wird der Cancer Genome Atlas oft mit der Abbildung des äußerst komplexen Netzes der U-Bahn-Linien von Tokio verglichen.

Warum kommt es zu diesen „bösen“ molekular-genetischen Prozessen?

An sich können „Kontroll-Gene“ Zellen und ihre DNA nach der Schädigung durch Giftsubstanzen wie etwa Zigarettenrauch, UV-Strahlung oder bestimmte Chemikalien reparieren. Täglich gibt es in unserem Körper Milliarden von Zellteilungen und dabei entstehen auch Krebszellen, die von unserem Immunsystem eliminiert oder in Schach gehalten werden. Nehmen aber die „bösen“ Gene, die das Wachstum beschleunigen und der Kontrolle durch die Regelkreise des Organismus entweichen, überhand, entstehen schnell wachsende, mitunter in angrenzende Lymphknoten oder in entfernte Organe streuende Krebszellen.

Ein klassisches Beispiel für das Aussetzen der Funktion von Reparaturmechanismen der DNA ist die Mutation eines Gens namens BRCA. Oft tritt eine solche BRCA-Mutation zufällig auf, in manchen Fällen aber auch familiär, wodurch bestimmte Krebsarten wie Brust-, Eierstock-, Bauchspeicheldrüsen- oder Prostatakrebs innerhalb von Familien gehäuft vorkommen. Es wird angenommen, dass etwa zehn Prozent aller Krebserkrankungen durch familiär vorkommende molekular-genetische Mutationen verursacht werden.

Diese Veränderungen des Reparaturgens BRCA können in bestimmten Bevölkerungsgruppen gehäuft vorkommen. Bei Frauen ashkenasi-jüdischen (also europäischen) Ursprungs weist eine von 40 Frauen eine solche Mutation auf. Im Laufe ihres Lebens führt das bei 80 Prozent der von der Mutation betroffenen Frauen zu Brustkrebs und bei 40 Prozent zu Eierstockkrebs. Wird eine solche Mutation innerhalb einer Familie nachgewiesen, werden deshalb besondere Vorsorgeprogramme empfohlen, die eine Früherkennung von Krebs ermöglichen. Bei Frauen jüdisch-sephardischen Ursprungs – also jenen aus Nordafrika oder von der iberischen Halbinsel – wurde eine annähernd ähnliche Häufigkeit der BRCA-Mutation gefunden, was nahelegt, dass diese molekular-genetische Veränderung vor der Diaspora, also vor mehr als 2000 Jahren, stattgefunden haben muss.

Die als Molekularbiologie bezeichnete Disziplin hat mithilfe der Molekularpathologie das Verständnis von Krebserkrankungen radikal verändert: Man weiß nun, dass es nicht „DEN Lungenkrebs“, „DEN Brustkrebs“ oder „DEN Dickdarmkrebs“ gibt, sondern dass bei allen diesen Erkrankungen Untergruppen mit völlig unterschiedlichen molekularen Eigenschaften vorliegen können, die auch unterschiedlich behandelt werden müssen. Man könnte sogar behaupten, dass innerhalb eines befallenen Organs wie zum Beispiel der Lunge viele unterschiedliche Krebserkrankungen vorliegen können, deren gemeinsame Eigenschaft es lediglich ist, in diesem bestimmten Organ lokalisiert zu sein. Diese molekular-genetischen Veränderungen können heute mit molekularpathologischen Methoden untersucht und bei positivem Nachweis mit gezielter Therapie behandelt werden.

Auf Grund der „präzisen" Diagnostik von unterschiedlichen molekularen Mutationen bei Krebserkrankungen wird die daraus resultierende Therapie als „Präzisionsmedizin" oder als „personalisierte Medizin" bezeichnet.

Als Konsequenz aus diesen Erkenntnissen hat die Europäische Medizinbehörde (European Medicines Agency) seit 2010 etwa 150 verschiedene Medikamente zugelassen, die sich jeweils genau gegen diese molekularen Mutationen von Genen richten und sie neutralisieren. Solche Medikamente werden inzwischen fast in der gesamten Krebsmedizin angewendet und haben bei Krebsformen in Lunge, Brust, Dickdarm, Haut, Niere, Schilddrüse, Eierstöcken, Gebärmutter, Haut, Schilddrüse oder Prostata zu deutlichen Verbesserungen gegenüber bisher gängigen Chemotherapien geführt. In vielen Fällen wird Krebs auf diese Weise heute zu einer chronischen Erkrankung.

Welche Vorteile haben Patientinnen und Patienten von diesen bemerkenswerten Entdeckungen, die nun immer öfter in die Therapiekonzepte einfließen? Ein längeres Überleben oder sogar – wie bei schwarzem Hautkrebs im fortgeschrittenen Stadium – die Heilung von ihrer Tumorerkrankung.

Schon vor den Möglichkeiten dieser neuen „personalisierten" Medizin gab es durch die Optimierung der Chemotherapien eine immer bessere Prognose für Krebskranke: So ist die Fünf-Jahres-Überlebensrate bei Lungenkrebs von 1960 bis 2020 von 12 auf 18 Prozent, bei Lymphknotenkrebs von 40 auf 82 Prozent und bei Brustkrebs von 63 auf ebenfalls 82 Prozent gestiegen.

Diese Ergebnisse verbessern sich jetzt durch die Verwendung der „Präzisionsmedizin" deutlich: Bei fortgeschrittenem, also metastasiertem Lungenkrebs betrug die mittlere Lebenserwartung bei Behandlung mit der üblichen kombinierten Chemotherapie früher 16 Monate. Bei einer bestimmten molekular-genetischen Veränderung ist es inzwischen möglich geworden, dass durch die Einnahme von täglich einer einzigen Tablette die Lebenserwartung bei dieser schweren Form des Lungenkrebses heute im Schnitt 38 Monate beträgt. Das sind mehr als drei Jahre, in denen noch ein gutes Stück Leben möglich ist.

Einzelne Patienten – vor allem im asiatischen Raum – können auch mit fortgeschrittenem Lungenkrebs über einen noch längeren Zeitraum bei guter Lebensqualität leben. Und nach Resistenzen gibt es heute durchaus noch weitere Therapiemöglichkeiten.

„*Meine Zeit wird noch kommen*", hatte Gregor Mendel in sein Tagebuch geschrieben, als seine Publikation zur Vererbungslehre auf blankes Desinteresse gestoßen war. Sie ist gekommen, Mendel hat sie nicht mehr erlebt. Aber in Brünn wurde 2022 ein neues, ganz modernes Denkmal für ihn errichtet.

IMPFEN GEGEN KREBS

Einige Krebserkrankungen beginnen mit einer viralen Infektion, gegen die geimpft werden kann – Auch Parasiten können Tumoren verursachen – Vielversprechende Tests mit neuen Impfungen

Das waren noch Zeiten, als Teenager ihr Wissen über Sex oder was sie dafür hielten von „Dr. Sommer", dem allwissenden Experten der bunten Jugendillustrierten „BRAVO" bezogen. „*Kann man von Küssen schwanger werden?*", wurde der fiktive Ratgeber gefragt, „*Zeichen, dass jemand auf dich steht*" wurden gedeutet und Petting in damals ungeheuren Details besprochen. Es handelt sich schließlich um die noch recht prüden 1960er-Jahre.

Oft ging es bei „Dr. Sommer" auch um die durch Speichel übertragene „Küsserkrankheit", die bei betroffenen Teenies meist mit etwas Fieber, einer Schwellung der Lymphknoten und manchmal einer Milzvergrößerung einherging. Der medizinische Name dieser lästigen, nicht immer harmlosen, in manchen Fällen sogar bedrohlichen Begleiterscheinung einer an sich höchst angenehmen Sache lautet „Pfeiffersches Drüsenfieber" (Mononucleosis infectiosa) und ist auf das Epstein-Barr-Virus zurückzuführen, mit dem etwa 90 Prozent der Weltbevölkerung infiziert sind, ohne dass es sich irgendwann bemerkbar macht. Der Erreger wird meist schon im Kindesalter übertragen.

Entdeckt haben das Virus der im Februar 2024 im Alter von 103 Jahren verstorbene Virologe Antony Epstein und seine Mitarbeiterin Yvonne Barr (1932–2016). Dem britischen Forscherduo ging es freilich nicht um die Küsserkrankheit, sondern um Ernsteres: Während eines Aufenthalts an der Rockefeller University im Jahr 1956 hatte Epstein mittels eines dort verfügbaren Elektronenmikroskops Viren in Tumorzellen gefunden. Hatten die Viren auch mit der Krebsentstehung zu tun?

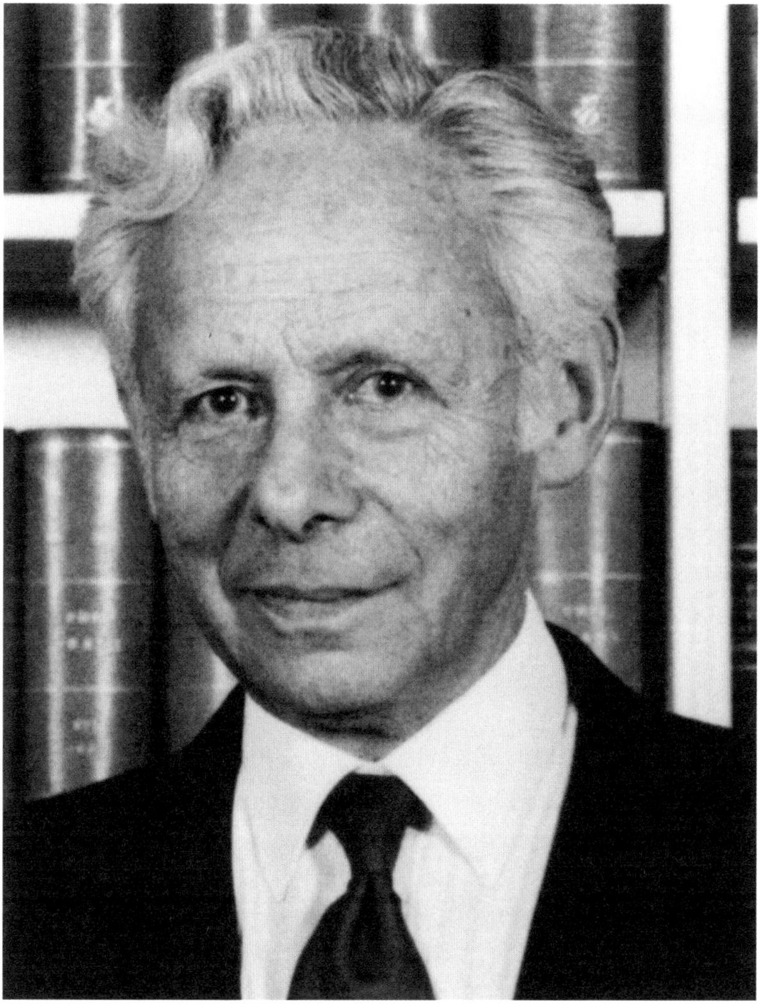

Virologe Antony Epstein: Er und seine Kollegin Yvonne Barr entdeckten, dass auch Viren Auslöser von Krebserkrankungen sein können.

Epstein und Barr hatten wohl vom lange zurückliegenden Experiment des an der Rockefeller University in New York arbeitenden Infektiologen Francis Peyton Rous (1879–1979) gehört: Rous hatte 1911 einen Extrakt aus einem bei Hühnern auftretenden

Muskeltumor anderen Hühnern injiziert, was bei diesen einen identen Tumor hervorrief.

Rous nahm an, dass es sich dabei um ein Virus handeln könnte, doch war das Wort „Virus" zu dieser Zeit noch eine etwas diffuse Bezeichnung. Der Nachweis von Viren war ohne Elektronenmikroskop, das erst viele Jahre danach entwickelt wurde, praktisch unmöglich. Später wurde der virale Ursprung der Hühnertumoren wissenschaftlich bestätigt, die vom Virus hervorgerufene Bindegewebs-Geschwulst wurde nach ihrem Entdecker „Rous Sarkom" benannt. Mit 55 Jahren Verspätung bekam der Pathologe dafür den Nobelpreis.

Aber Epstein hatte die Viren in menschlichen Tumorzellen gefunden und nicht in Geflügel. War auch bei Menschen möglich, was 1911 bei Hühnern demonstriert wurde? Konnten Viren auch bei Menschen Krebs hervorrufen?

Die Antwort fand sich auf einem anderen Kontinent.

1957 wurde dem britische Tropenarzt und Chirurgen Denis Burkitt (1911–1993) in Uganda ein fünfjähriger Bub vorgestellt, der an einer massiven Schwellung im Gesichtsbereich litt. Bald wurden noch mehr junge Patienten zu Burkitt gebracht, die ebenfalls stark angeschwollene Lymphknoten aufwiesen. Die Erkrankung verlief in den meisten Fällen rasch und dramatisch. Die davon Betroffenen – meist Kinder und Jugendliche – verstarben innerhalb weniger Wochen.

Nach Europa sprach sich die Existenz dieser seltsamen Krankheit erst Anfang der 1960er-Jahre durch. Nun wurde Anthony Epstein auf sie aufmerksam. Gemeinsam mit Yvonne Barr isolierte er 1964 das Virus aus den afrikanischen Gewebeproben – es ist bis heute nach den beiden benannt, während die von dem Virus hervorgerufene Erkrankung nach dem Tropenarzt und Chirurgen „Burkitt-Lymphom" heißt.

Der Umstand, dass das Virus bei Infizierten in Afrika ein Lymphom hervorrufen kann, was in Europa selten passiert, ist wohl mit der dort grassierenden Malaria zu erklären. Sie kann die Epstein-Barr-Virus-Infektion und ihre Auswirkungen verstärken.

Anthony Epstein und Yvonne Barr gelang anhand der afrikanischen Virusproben eine Jahrhundertentdeckung: Erstmals wurde auch beim Menschen eine viral bedingte Krankheit mit der Krebsentstehung in Verbindung gebracht.

Heute wird geschätzt, dass weltweit etwa 200.000 Krebsfälle pro Jahr – meist sind es bösartige Lymphknotenerkrankungen – durch das Epstein-Barr-Virus verursacht werden. Leider gibt es gegen das Virus weder eine Impfung noch eine spezifische Therapie, allerdings werden 80 Prozent der in Afrika am Burkitt-Lymphom Erkrankten heute durch eine kombinierte Chemotherapie geheilt, sofern ihnen diese zugänglich ist.

Diese 200.000 auf das Epstein-Barr-Virus zurückzuführenden Krebsfälle machen damit rund ein Prozent der jährlich rund zwanzig Millionen Krebs-Neuerkrankungen aus, die von der International Agency for Research on Cancer hochgerechnet werden.

Als Krebserreger weit häufiger und auch weit gefährlicher ist ein anderes Virus, das man bereits 1949 mit dem Elektronenmikroskop ausfindig gemacht hatte, aber erst ein Vierteljahrhundert später als Auslöser verschiedener Krebserkrankungen erkannte: das humane Papillomvirus (HPV). 1976 beschrieb der deutsche Krebsforscher Harald zur Hausen (1936–2023) erstmals dessen Gefährlichkeit: Das humane Papillomvirus könne Gebärmutterhals-Krebs auslösen, so der in Heidelberg forschende Mediziner.

Das Papillomvirus infiziert die Epithelzellen der Haut und der Schleimhäute, wodurch an den betroffenen Stellen oft gutartige Tumoren wachsen, etwa Feigwarzen im Genitalbereich. Im Lauf der Jahre können durch HPV-Infektionen aber auch bösartige Tumoren entstehen, und bei Frauen zum gefürchteten Gebärmutterhalskrebs führen, konnte zur Hausen eindeutig nachweisen. Für seine wichtige Forschungsarbeit wurde ihm 2008 der Nobelpreis für Medizin zuerkannt.

Seine Entdeckung war deshalb besonders bedeutsam, weil sie sich auf die weltweit dritthäufigste Krebserkrankung bei Frauen, den Krebs des Gebärmutterhalses, bezog. Es dauert zwar viele Jahre, bevor diese Virusinfektion zur Krebserkrankung führt, doch ist die Therapie vor allem im fortgeschrittenen Stadium trotz des Einsatzes von Strahlen-, Chemo- und jüngst auch Immuntherapie immer noch schwierig.

2006 wurde die erste Impfung gegen HPV zugelassen, sie erwies sich als höchst erfolgreich. Das war eine Zeitenwende, denn damit stand erstmals ein Impfstoff zur Verhinderung von bösartigen Tumoren zur Verfügung.

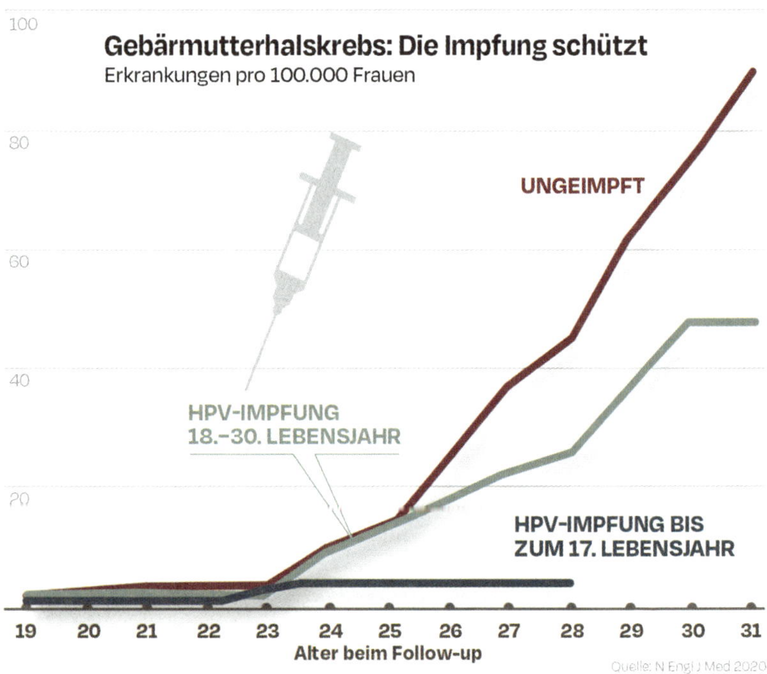

Die Impfung besteht aus virusähnlichen Partikeln, die aber wegen des Fehlens der Virus-DNA nicht krankheitsauslösend sind. Der Impfstoff produziert besonders hohe Antikörper-Konzentrationen und schützt auf diese Weise vor einer krebserregenden Infektion. Klinische Studien zeigen, dass Gebärmutterhals-, Vulva- und Vaginalinfektionen mit der HPV-Impfung praktisch lückenlos verhindert werden können, daher entwickeln sich auch keine Krebserkrankungen. Allerdings ist es wichtig, dass die Impfung vor dem ersten Geschlechtskontakt erfolgt, um eine solche Infektion, die später zu einer Erkrankung führen kann, schon frühzeitig zu verhindern.

Die Weltgesundheitsorganisation WHO hat alle Mitgliedsstaaten aufgefordert, eine Gebärmutterhalskrebs-Inzidenzrate von unter 4 pro 100.000 Frauen zu erreichen. Bis 2030 sollen daher 90 Prozent aller Mädchen bis zum Alter von 15 Jahren gegen HPV geimpft sein. Derzeit beträgt die Durchimpfungsrate in Österreich allerdings nur rund 50 Prozent.

Inzwischen weiß man: Nicht nur der Gebärmutterhalskrebs, sondern auch Analkarzinome und Karzinome im Mund- und Rachenbereich können Folge einer HPV-Infektion sein. Eine Änderung der Sexualpraktiken hat zu einem beträchtlichen Anstieg dieser Krebserkrankungen geführt: Zwischen 1988 und 2004 nahmen sie um mehr als 200 Prozent zu. Auch gegen diese Krebsformen erweist sich die HPV-Impfung in der Prävention als äußerst effektiv.

Es gibt aber noch andere virale Infektionen, die zu Krebserkrankungen führen können, etwa solche mit Hepatitis B- und C-Viren. Sie können Leberkrebs verursachen. Beide Virustypen werden durch Blut- und Blutprodukte, über Körperflüssigkeiten und beim Geschlechtsverkehr übertragen.

Viele Hepatitis B-Infektionen verlaufen weitgehend symptomlos und heilen aus, etwa fünf Prozent werden chronisch und das kann lebensgefährlich werden: 25 Prozent der chronisch an Hepatitis B Erkrankten sterben an Leberzirrhose oder Leberkrebs. Gegen das Hepatitis B-Virus gibt es heute allerdings eine sichere Impfung. Die Grundimmunisierung erfolgt in Österreich kostenlos im Säuglingsalter, später sind Auffrischungsimpfungen nötig.

Ungünstiger ist die Lage bei Hepatitis C. Bei dieser Infektion werden – unbehandelt – nicht weniger als 70 Prozent der Fälle chronisch. Wie bei den chronischen Verläufen von Hepatitis B stirbt auch hier etwa ein Viertel der Erkrankten später an Leberzirrhose oder an Leberkrebs. Eine Impfung gegen das Hepatitis C-Virus gibt es nicht, jedoch eine Therapie, welche die Viruslast deutlich senkt. Viele Jahre lang wurden Hepatitis C-Patienten vor allem mit Interferon behandelt, was wegen verschiedener Nebenwirkungen aber als sehr belastend empfunden wurde.

Seit einigen Jahren ist das besser verträgliche Mittel Sofosbuvir zugelassen, in Verbindung mit einigen anderen Medikamenten ist es höchst effektiv: Laut verschiedenen Studien sind nach einer zwölfwöchigen Tablettenkur 70 Prozent der Erkrankten frei von Viren. Das Mittel ist allerdings äußerst kostspielig. Die Kosten für eine „Kur“ mit dem vom US-amerikanischen Pharmakonzern Gilead vertriebenen Medikament belaufen sich in Europa derzeit auf rund 30.000 Euro. In hundert Ländern mit geringem Einkommen verkauft Gilead eine 12-Wochen-Kur um 900 Dollar.

Wird es einmal eine Universalimpfung gegen Krebs geben?

Fakt ist, dass bereits jetzt an Impfungen gearbeitet wird, die einen epochalen Schritt nach vorne möglich machen. Mit den Erfahrungen aus der Covid-Pandemie wird an mRNA-Impfstoffen geforscht, die ganz individuell auf die jeweiligen Patienten und ihren Tumor zugeschnitten sind. Dabei wird zuerst das Erbgut der Tumorzellen nach Merkmalen durchsucht, die sie von den gesunden Zellen des Patienten unterscheiden. Wenn diese Eigenschaften identifiziert sind, kann ein personalisierter Impfstoff hergestellt werden, der genau auf diese biologischen Eigenschaften des Tumors zugeschnitten ist. Dies sei nach Schätzungen der Forschenden innerhalb weniger Wochen möglich. Durch die dann verabreichten Impfungen und in Verbindung mit einer gezielten Stimulation des Immunsystems mittels Antikörpern wird das körpereigene Immunsystem mobilisiert: Es wird dazu veranlasst, gegen die ganz individuellen Eigenschaften der Tumorzellen selbst massenhaft Antikörper zu entwickeln.

Aber nicht nur Viren, auch Bakterien wie Helicobacter pylori können am Beginn einer Krebserkrankung stehen, wie dies im Kapitel über Napoleon und seinen Magenkrebs beschrieben wurde. Dieses Wissen ist relativ neu: Erst 1989 haben die Australier Barry Marshall und Robin Warren herausgefunden, dass eine Helicobacter-pylori-Infektion der Magenschleimhaut zu Gastritis, Magengeschwüren oder in späteren Stadien zu Magenkrebs führen kann. Eine Infektion mit Helicobacter pylori steigert das Risiko, an Magenkrebs zu erkranken, laut WHO-Daten um das sechsfache. Sie kann auch zu Lymphomen im Magen führen, einer speziellen Unterform bösartiger Lymphknotenerkrankungen. Antibiotische Therapien haben sich als hoch wirksam gegen Helicobacter pylori erwiesen, durch sie verliert das Bakterium meistens auch seine krebserregende Wirkung.

Es gibt auch einige parasitäre Erkrankungen, die zu Krebs führen können. 1888 beobachtete man bei im Nilschlamm arbeitenden ägyptischen Fellachen gehäuft Fälle einer bestimmten Art von Blasenkrebs. Diese Arbeiter waren von Saugwürmern befallen, die in vielen stehenden Gewässern Afrikas vorkommen. Die Parasiten setzen sich in den Eingeweiden, vor allem aber in den unteren Harnwegen und der Blase fest. Das erste

Mal wurden diese Egel 1851 vom deutschen Tropenarzt Theodor Bilharz entdeckt, von dem die von ihnen hervorgerufene Krankheit ihren Namen bekam: Bilharziose. Die damit einhergehenden chronischen Entzündungen der Blasenschleimhaut können sich später zu einem Karzinom auswachsen. Wie man aus der Analyse von ägyptischen Mumien weiß, quälten die Saugegel die Menschen in Ägypten schon zur Zeit der Pharaonen.

Auch ein vor allem in Südostasien auftretender Leberegel mit dem Namen Opisthorchsis viverinni kann für einen Tumor beim Menschen verantwortlich sein. Er setzt sich oft in den Gallengängen fest, was zu Entzündungen und später möglicherweise zu einem Gallengangskarzinom führt. Die Inzidenzraten in den von diesen Egeln heimgesuchten Ländern – Thailand, Malaysia, Indonesien, Japan – sind deutlich höher als in Europa, wo der Gallengangskrebs eine seltene Erkrankung ist. Nach der Rückkehr aus dem Vietnamkrieg waren Veteranen in den USA überdurchschnittlich oft von dieser Krebserkrankung betroffen.

DIE STUNDE DER SCHARLATANE

Esoteriker und „Wunderheiler" sind am Tod vieler Krebskranker beteiligt - Manche Irrlehre hält sich bis heute - Auch die Politik mischt inzwischen mit

Der Mongole brauche das Mittelhirn, der Europäer hingegen das Vorderhirn, schrieb er einmal. Oder: *„Die weiße Rasse ist die am Geist schaffende Rasse."* Das Judentum sei *„ein Fehler der Weltgeschichte"* und habe *„keine Berechtigung innerhalb des modernen Völkerlebens"*. Dass der Schriftsteller und Naturphilosoph Rudolf Steiner (1861–1925), ein eingefleischter Rassist und Antisemit, bis heute in bestimmten Kreisen geschätzt wird und auch in der Krebs-„Therapie" eine Rolle spielt, ist also einigermaßen verwunderlich. Sogar die von ihm begründete „Anthroposophie" – eine eher merkwürdige Denkschule – hat immer noch eine beträchtliche Anhängerschaft und das sogar weltweit.

In den von Rudolf Steiner gegründeten Waldorfschulen wird seit 1919 nach einem pädagogischen Konzept unterrichtet, das sich an seiner Anthroposophie orientiert. Weltweit gibt es 1214 solcher Waldorfschulen, 252 davon in Deutschland, 19 in Österreich.

Die Anthroposophie will den Menschen und seine Wirklichkeit nicht naturwissenschaftlich erklären, sondern spirituell verstehen. Steiner behauptete, er könne als einer der wenigen Auserwählten in einem übersinnlichen „Buch des Lebens" lesen, in der „Akasha-Chronik", die in immaterieller Form ein allumfassendes Weltgedächtnis enthalte.

Rudolf Steiner, geboren im damals österreichisch-ungarischen Kroatien, versuchte sich daher auch auf dem Gebiet der Medizin, wobei er zum Teil mittelalterlich anmutende Theorien vertrat: *„Krankheiten, die man erträgt, kommen im nächsten Le-*

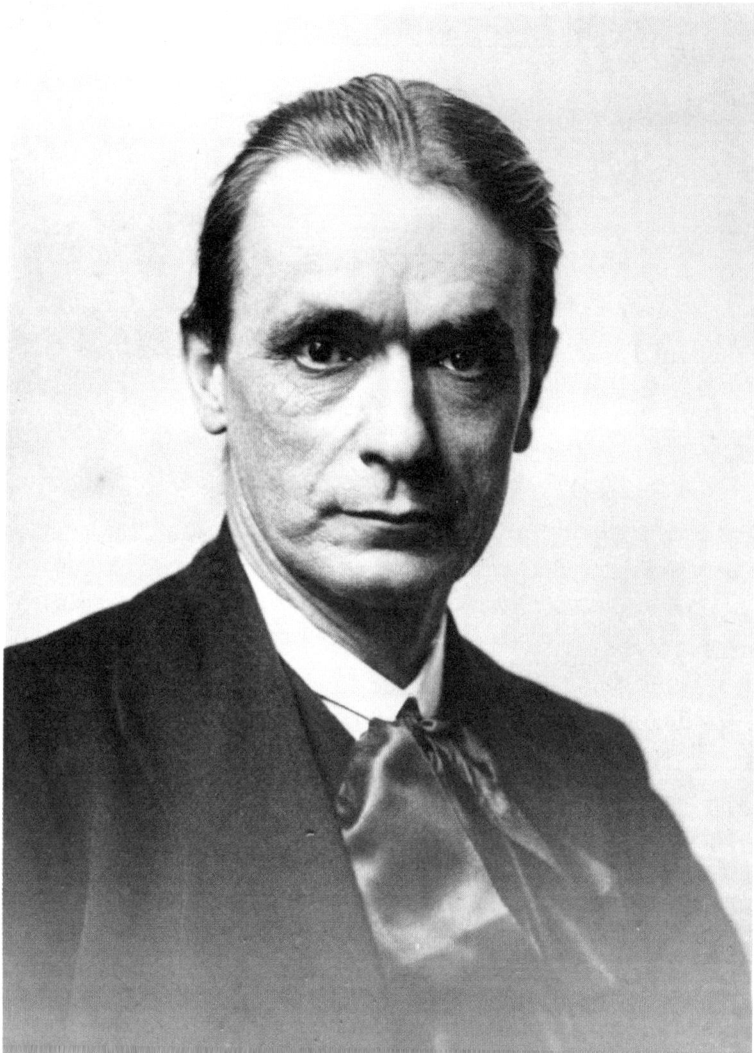

Naturphilosoph Rudolf Steiner: ein eingefleischter Rassist, dessen absurde Theorien zu Krebs bis heute Anhänger finden.

ben oftmals als besondere Schönheit in der Körperlichkeit zum Vorschein." Besonders schöne Menschen hätten in ihrem früheren Leben Krankheiten also besonders tapfer ertragen. Auch zwischen Literatur und Vererbungslehre stellte er höchst eigenwillige Zusammenhänge her. So beklagte Steiner, dass es nun immer mehr „Negerromane" gebe, er sah darin „gesundheitliche Gefahren": „*Wir geben diese Negerromane den schwangeren Frauen zu lesen, da braucht gar nicht dafür gesorgt zu werden, dass Neger nach Europa kommen, damit Mulatten entstehen; da entsteht durch rein geistiges Lesen von Negerromanen eine ganze Anzahl von Kindern in Europa, die ganz grau sind, Mulattenhaare haben, die mulattenähnlich aussehen werden.*"

Selbst mit der Behandlung von Krebs beschäftigte sich Steiner. Krebs verstand er als „*eine Erkrankung des ganzen Menschen, die vor allem in einer Dysregulation der Lebenskräfte besteht, die im sogenannten Ätherleib zu suchen ist*". Es gelte daher, „*die aus dem körpereigenen Lebenskräftestrom herausgefallenen wuchernden Krebszellen in den körpereigenen Lebensleib einzubinden und dem ICH wieder die Verfügungsgewalt über die Wärme bzw. gestörten Wärmeprozesse zu geben*".

Steiner behauptete auch zu wissen, mit welchem Gewächs den Krebskranken diese Wärme zurückgegeben werden könne: mit der Mistel.

Die Mistel ist eine immergrüne parasitäre Pflanze aus der Familie der Sandelholzgewächse. Sie sprießt aus Ästen und Stämmen von Bäumen, denen sie Wasser und Nährstoffe entzieht. Nimmt das Mistelwachstum überhand, kann der Baum absterben.

Ähnlich sei es ja auch bei Krebs, konstatierte Steiner: „*In der Mistel ist die wirksame Natur irrsinnig geworden, sie macht alles zur Unzeit (...) das ist gerade dasjenige, was man (...) benützen muss, wenn auf der anderen Seite der menschliche Organismus physisch irrsinnig wird, und das wird er ja zum Beispiel gerade in der Karzinombildung*", so der Naturphilosoph 1920 in einem Vortrag.

Der Irrsinn im Klartext: Die Mistel wirkt gegen Krebs, weil sie so ähnlich wächst.

Ein vergleichbares Konzept wurde schon im Mittelalter verfolgt: Weil die Mistel an den Bäumen haftet und nicht herunterfällt, müsse sie doch auch gegen Epilepsie helfen, also gegen die sogenannte „Fallsucht", mutmaßten damals die Heiler.

Die in der Schweiz erscheinende Zeitschrift „Anthroposophische Psychoonkologie" hält Steiners „therapeutisches" Erbe bis heute hoch und beschreibt auf ihrer Website, wie die Mistel (angeblich) wirkt: *„Die Misteltherapie greift tief in den Wärmeorganismus ein, aktiviert Lebensprozesse und versucht diese so zu stärken, dass das Tumorgeschehen wieder eingegliedert wird.*"

Was immer das heißt.

Das Geschäft mit der Mistel lief jedenfalls von Beginn an so gut, dass schon bald nach dem Ersten Weltkrieg die erste anthroposophische Heilmittelfirma gegründet wurde. Heute werden Mistelprodukte im Internet in vielerlei Formen verkauft. Es gibt eine Mistelcreme (35 Euro), Misteltropfen (27,90 Euro) einen Mistelextrakt (22 Euro) und einen Misteltee (29,90 Euro). Zur Weiterbildung auf dem Gebiet der merkwürdigen Mistelkunde wird das nicht weniger als 644 Seiten starke Buch „Die Mistel in der Tumortherapie" angeboten (39 Euro).

Die in der „Krebstherapie" eingesetzten Mistelextrakte werden meist subkutan verabreicht, Patienten können sie also auch selbst spritzen. Die auf Beipackzetteln angeführten möglichen Nebenwirkungen schwanken von Hersteller zu Hersteller: Einige warnen Patienten mit Hirntumoren und Hirnmetastasen vor Risken bei der Behandlung, andere solche mit malignem Melanom, wieder andere raten Kranken mit einem Nierenzellkarzinom oder mit Leukämien und Lymphomen vom Gebrauch des angebotenen Präparats ab.

Fest steht jedenfalls: Bei Krebs wurde noch in keiner einzigen der zahlreichen Studien eine wissenschaftlich haltbare heilende Wirkung der Misteltherapie nachgewiesen. Sie ist dennoch die am häufigsten angewendete Komplementärmethode. Manchen Patienten geht es danach subjektiv besser, weil sie das Gefühl haben, selbst etwas zur Therapie beigetragen zu haben. An der Krankheit selbst ändert das leider nichts.

Steiners Waldorfschulen machen immer wieder Schlagzeilen als Ausgangspunkt von Masernepidemien, weil Eltern der dort unterrichteten Kinder deren Impfung verweigern.

Nach dem Zweiten Weltkrieg trat in Deutschland ein weiterer Heiler auf den Plan, der Arzt Josef Issels (1907–1998). Issels hatte unter anderem in München und Wien studiert und sich in den 1930er-Jahren als praktischer Arzt in seiner Heimatstadt

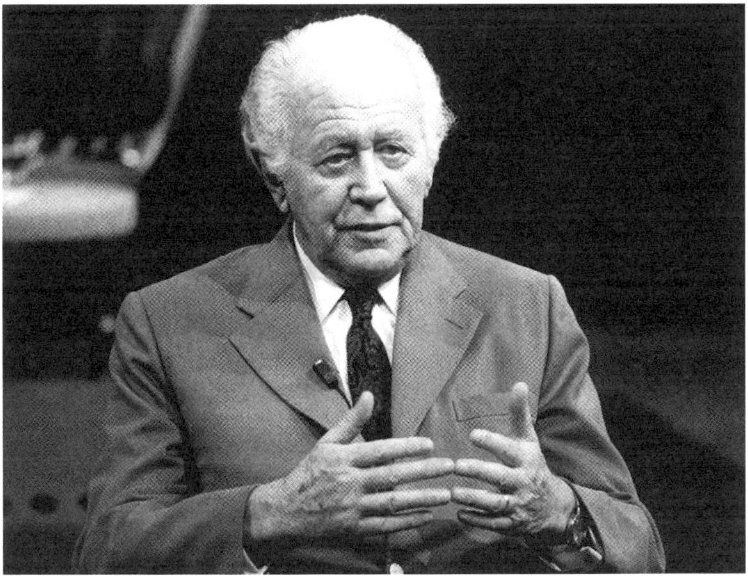

Illustrierten-Ikone Josef Issels: Der Arzt hatte Verfahren wegen fahrlässiger Tötung am Hals, dennoch suchten krebskranke Stars wie Bob Marley bei ihm Hilfe.

Mönchengladbach niedergelassen. Dort bekam er bald Ärger mit den neuen Nazi-Herren, weil er auch jüdische Patienten behandelte. Issels wurde zur Strafe als Sanitätsoffizier an die Front geschickt und geriet 1945 in russische Kriegsgefangenschaft.

Zurück in Deutschland begann er 1948 mit der Behandlung von Krebskranken, drei Jahre später gründete Josef Issels in Oberbayern seine erste Krebsklinik. Dort versuchte er, Krebs mit einer „Fiebertherapie“ zu besiegen, und verabreichte fragwürdige Medikamente. Zusätzlich verordnete er Stressfreiheit, viel frische Luft und eine auf gemahlenem Getreide basierende Diät.

1961 wurde Josef Issels wegen fahrlässiger Tötung von drei Krebspatienten zu einem Jahr Gefängnis auf Bewährung verurteilt, seine Klinik wurde geschlossen. Nach dem Berufungsverfahren durfte er die Klinik vier Jahre später wieder öffnen. Ab 1975 praktizierte er in einer neuen Klinik in Bad Wiessee. Dort fanden sich bald prominente Patienten ein, angelockt durch die üppige Berichterstattung in deutschen Illustrierten.

1980 kam etwa der Schauspieler Steve McQueen, der an einem Mesotheliom litt, einem fortgeschrittenen Karzinom des Rippenfells, Issels konnte dem Star erwartungsgemäß nicht helfen. McQueen starb noch im selben Jahr. Im November 1980 traf der jamaikanische Reggae-König Bob Marley (1945–1981) in Bad Wiessee ein – begleitet von seiner Mutter und etlichen Freunden. Marley litt seit drei Jahren an einem damals noch schwer zu behandelnden Melanom, das an einer seiner großen Zehen seinen Ausgang genommen hatte.

Als er bei Josef Issels eintraf, hatte der Krebs bereits in Leber, Lunge und Gehirn gestreut. Der Reggae-Star blieb mehrere kalte Winterwochen in Oberbayern. Geheilt wurde er nicht. Bob Marley starb auf dem Rückflug nach Jamaika während einer Zwischenlandung in Florida. Heute leben Melanom-Patienten dank naturwissenschaftlich in ihrer Wirkung bewiesener Therapieverfahren fünf Jahre nach der Diagnose noch zu 95 Prozent.

In den 1980er-Jahren, also zu einer Zeit, als man Krebserkrankungen bereits bis auf die molekulare Ebene erforschte, trat ein weiterer deutscher „Wunderheiler" auf den Plan, der es auch in Österreich zu einiger Prominenz brachte: Ryke Geerd Hamer (1935–2017).

Hamer, ein Internist, hatte weder Erfahrung noch Ausbildung als Onkologe und dennoch schon in den 1980er-Jahren in Deutschland zwei auf Krebs spezialisierte Privatkliniken ohne Zulassung gegründet. Recherchen der Illustrierten „Stern" belegten, dass von den fünfzig dort mit Hamers „Therapien" behandelten Patienten nur sieben das erste Jahr überlebten und auch diese waren bereits todkrank. 1986 wurde ihm die Approbation als Arzt entzogen. Hamer praktizierte dennoch weiter, wurde mehrmals wegen Verstoßes gegen das deutsche Heilpraktikergesetz verurteilt und sogar inhaftiert. Eine Verurteilung bezog sich auf eine Fehlbehandlung durch Hamer, nach der einem jungen Mann ein Bein amputiert werden musste.

Bei einem Mädchen, dem die Eltern auf Anraten Hamers die Chemotherapie verweigert hatten, metastasierte der zunächst begrenzte Krebs durch die Verzögerung der notwendigen medizinischen Maßnahmen. Die Patientin verstarb. Hamer spekulierte daraufhin, es sei nicht auszuschließen, dass das Mädchen bei der Behandlung *„unbemerkt einen Chip implantiert"* bekommen habe, *„sodass man sie punktgenau ausknipsen konnte"*.

Ähnliches war etliche Jahre später, während der Covid-Pandemie, von den Impfgegnern zu hören.

Nach Hamers „germanischer Medizin" – so nannte er seine „Lehre" – war Krebs die Folge eines „Konfliktschocks". Krebs dürfe man nicht chirurgisch entfernen, eine Entfernung sei sogar ein Kunstfehler, weil die Krankheit bereits ein Teil der Heilung sei.

Wie Hamers Behandlungen in seinen „Kliniken" tatsächlich aussahen, sagte in einem Prozess eine Krankenschwester aus,

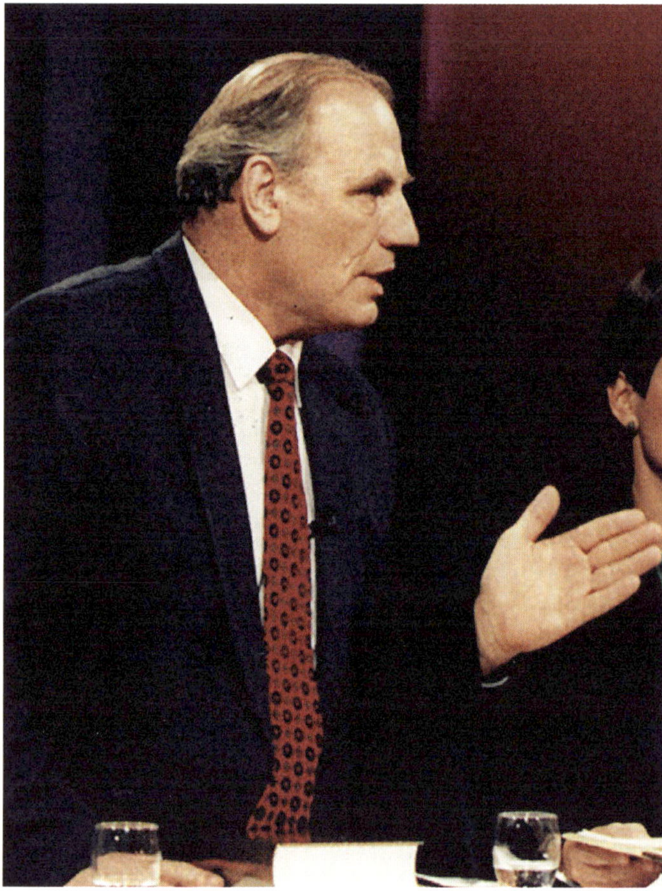

Krebs-Scharlatan Ryke Geerd Hamer: In Österreich machte er 1995 Schlagzeilen, als er die krebskranke Olivia (6) mithilfe der Eltern nach Spanien entführte.

die in einer seiner Kliniken gearbeitet hatte: Hamer habe kaum nach den Patienten gesehen, seine Therapie habe vor allem aus gemeinsamem Singen und Essen bestanden. Wenn es ans Sterben gegangen sei, habe Hamer die Schwerkranken nach Hause geschickt.

In Österreich machte Hamer als von den Eltern beigezogener „Arzt" im Fall der damals sechsjährigen Olivia Pilhar Schlagzeilen. Hamer war 1995 gemeinsam mit der Familie des an einem großen Nierentumor leidenden Kindes mithilfe einer Sekte nach Spanien geflohen, um Olivia dem „Zugriff" der österreichischen Medizin zu entziehen.

Der Kinderärztin Marina Marcovich war es zu verdanken, dass das Kind schließlich schwerstkrank nach Österreich zurückkehren konnte. Auf behördliche Anordnung wurde Olivia einer entsprechenden Krebstherapie im Wiener St. Anna Kinderspital unterzogen. Der damalige Dekan der Medizinischen Fakultät an der Wien Universität bildete eine „Ethikkommission", die Therapie führte Professor Helmut Gadner, Vorstand des St. Anna Kinderspitals.

Olivia Pilhar überlebte. Sie machte später an einer Modeschule die Matura und ist heute eine junge Frau.

Ryke Geerd Hamer übersiedelte nach Norwegen, praktizierte dort weiter und erlag 2017 im Alter von 82 Jahren einem Schlaganfall. Nach Recherchen der Wiener Medizinjournalistin Krista Federspiel sind mehr als 500 Menschen infolge von Hamers Behandlung verstorben.

Seine Website „Germanische Medizin" wurde schon zu Ryke Geerd Hamers Lebzeiten von Olivias Vater Helmut Pilhar (1965–2022) betrieben, der seinem Mentor auch nach Norwegen folgte. Die Heilung seiner Tochter durch die von ihm so heftig abgelehnte „Schulmedizin" konnte Helmut Pilhar nicht verwinden: *„Ich bin bloß ein Vater, dem namentlich bekannte jüdische Ärzte sein Kind geraubt und beinahe ermordet, zumindest aber mit Absicht und gegen besseres Wissen, seelisch und körperlich schwer verletzt haben"*, schrieb er einmal.

Das Wort Krebs wurde auf der Website stets nur mit dem Attribut „sogenannt" verwendet. Pilhar, ein gelernter Elektrotechniker, bot nun auch selbst kostenpflichtige Seminare zum Thema „Germanische Medizin" an und nannte sich „Univ.-Doz. Ing. Helmut Pilhar". In Österreich schloss er sich nach Hamers Tod den staatsfeindlichen „Reichsbürgern“ an und wurde 2019 wegen Widerstands gegen die Staatsgewalt zu einem Jahr Haft auf Bewährung verurteilt. Helmut Pilhar forderte daraufhin von Bundespräsident Alexander Van der Bellen für seine Frau, seine Tochter Olivia und für sich selbst je 100 Millionen Euro „Wiedergutmachtung“, steuerfrei natürlich, sowie Diplomatenpässe.

Er selbst übersiedelte nach Paraguay und schloss sich der deutschsprachigen Privatkolonie „El Paraiso Verde“ an, wo er 2022 starb.

Auch in jüngerer Zeit versuchten sich geschäftstüchtige Unternehmer als Krebstherapeuten. Das Mittel „Ukrain“ etwa wurde in Österreich in den 1990er-Jahren propagiert, ohne dass jemals die erforderliche Zulassung als Arzneimittel erfolgt wäre. Ein entsprechender Antrag wurde 1995 wegen qualitativer Mängel negativ beschieden. In Deutschland wurde Ukrain sogar ausdrücklich verboten. Eine Zulassung des Präparats im Heimatland seines Erfinders Wassily Nowicky, der Ukraine, ruht seit 2011. Im selben Jahr warnte das Österreichische Bundesamt für Sicherheit im Gesundheitswesen ausdrücklich vor der Verabreichung von Ukrain.

Nowicky, ein gelernter Elektroingenieur, behauptete in einem im Eigenverlag erschienenen Buch, sein Präparat reichere sich nur in Krebszellen und nicht in gesunden Zellen an und steigere auch die Lebensqualität der Patienten.

Allerdings wurden im Wiener AKH und wohl auch in anderen Spitälern bald Patientinnen und Patienten mit weit fortgeschrittenen Krebserkrankungen in äußerst bedauernswertem Zustand übernommen, die zuvor mit Ukrain behandelt worden waren. In einem Prozess wurde aufgedeckt, dass die Behandlung mit diesem wirkungslosen Medikament 3000 Euro pro Monat kostete.

2016 wurde Wassily Nowicky am Wiener Landesgericht wegen Betrugs zu dreieinhalb Jahren unbedingter Haftstrafe verurteilt: Er hatte abgelaufene Ampullen auf ein späteres Haltbarkeitsdatum umetikettiert und mit diesen durch Versand in die ganze Welt 1,1 Millionen Euro erlöst.

Nachdem es im letzten Jahrzehnt – wohl auch aufgrund des Vorgehens der österreichischen Behörden – um Ukrain still geworden war, ist in jüngerer Zeit eine neue Website aufgetaucht, auf der behauptet wird, das Mittel könne Krebs, HIV und natürlich auch Covid heilen.

Ähnlich wie Hamer vermutete auch Nowicky eine israelische Verschwörung hinter den negativen Beurteilungen seines Produkts. Nowicky behauptete sogar, der israelische Geheimdienst habe einen Mordanschlag auf ihn geplant. Auch die seiner Meinung nach skandalöse Nicht-Zuerkennung des Medizin-Nobelpreises an ihn führt er auf Intrigen Israels zurück.

Ein Scharlatan mit mächtigen politischen Helfern war der bayrische Dermatologe Nikolaus Klehr (1944–2016). Klehr nahm seinen schwerkranken Patienten Blut ab und versetzte es nach eigenen Angaben mit Zytokinen. Zytokine sind körpereigene Proteine, die eine bestimmende Rolle beim Ablauf von Immunprozessen spielen, jedoch bisher in der Krebstherapie nur begrenzte Erfolge erzielten. Das Blut injizierte er danach wieder. Eine Kur in seiner Salzburger Praxis kostete zwischen 13.000 und 35.000 Euro.

Klehr publizierte sein Verfahren freilich in keinem einzigen wissenschaftlichen Journal, durchlief also nie ein Review-Verfahren, wodurch die Öffentlichkeit auch nicht erfuhr, was er seinen Patienten tatsächlich verabreichte.

Externe Beobachtungen zeigten, dass Klehr mit seiner Therapie keinen einzigen Patienten geheilt hat. 1995 klagte ihn die Bayrische Ärztekammer wegen des Verstoßes gegen das Arzneimittelgesetz, der Regierungsbezirk Oberbayern sistierte seine Zulassung als Arzt. Klehrs Anwalt, der damalige Münchener

CSU-Vorsitzende Peter Gauweiler, erreichte nicht nur die Aufhebung der Zulassungssperre, sondern auch die Erlaubnis, dass Klehr seine Mittel wieder verkaufen durfte.

Diese Bewilligung wurde fünf Jahre später abermals aufgehoben. Immer wieder musste Klehr, von den Nachkommen seiner Opfer geklagt, Schadenersatz zahlen. Als er 2016 starb, hinterließ der Dermatologe gewaltige Steuerschulden.

Ab März 2024 standen in Graz die Eltern eines 14-jährigen Mädchens vor Gericht, weil sie ihr krebskrankes Kind nicht zu Medizinern, sondern zu Wunderheilern gebracht hatten. Bei dem Mädchen war im Oktober 2022 mittels einer Magnetresonanz-Untersuchung ein Tumor am rechten Fuß entdeckt worden. Die daraufhin vorgesehene Biopsie verweigerten die Eltern und brachten die Kranke zu Scharlatanen.

Einer versuchte es mit Handauflegen, um ein „Energiefeld" aufzubauen. Vor Gericht gab er an, der Tumor sei durch seine Methode innerhalb einer halben Stunde um die Hälfte geschrumpft. Ein anderer „Heiler" setzte auf Infusionen mit hochkonzentriertem Vitamin C und diversen Pflanzenextrakten. Ein dritter arbeitete mit einem „Biosensor", einer Metallfeder an einem Holzgriff, mit dem er den Krebs bezwingen wollte.

Erst als das Mädchen im Februar 2023 im Sterben lag, brachten es die Eltern ins Krankenhaus. Die 14-Jährige hatte da schon eine weit fortgeschrittene Krebserkrankung, litt an Gelbsucht, konnte nicht mehr schlucken und hatte Angst zu ersticken: Eine der Metastasen drückte auf Speise- und Luftröhre.

Im März 2023 starb das Mädchen. Das Kind müsse an furchtbaren Schmerzen gelitten haben, so eine der behandelnden Ärztinnen vor Gericht, die Eltern hätten ihrer Tochter bloß ab und zu eine Parkemed-Tablette verabreicht: „*Der Fall war außergewöhnlich, es war die maximale Form des Leids.*"

Ein vom Gericht als Sachverständiger bestellter Onkologe beurteilte die Heilungschancen zum Zeitpunkt der Entdeckung des Tumors mit 70 bis 80 Prozent, sofern es noch keine Metastasen gab. Hätte der Krebs damals schon gestreut gehabt, wären die Heilungschancen trotzdem immer noch bei 30 bis 50 Prozent gelegen. Die konsultierten Wunderheiler und Energetiker beteuerten vor Gericht, den Eltern nicht vorgegaukelt zu haben, die Patientin heilen zu können; sie hätten sogar dringend die Einlieferung in ein Krankenhaus angeregt.

Die Eltern wurden im Mai 2024 wegen des Tatbestands des Quälens und Vernachlässigens zu zwölf Monaten bedingter Haft verurteilt. Gegen die „Heiler" leitete die Staatsanwaltschaft Ermittlungen ein.

Auf X, vormals Twitter, versuchte sich im Frühjahr 2024 auch FPÖ-Chef Herbert Kickl, Star der Covid-Maßnahmengegner, mit einem Erfahrungsbericht als Onkologe. Kickls Tweet im O-Ton: *„Die permanente Angst und Panikmache der Regierung hat dazu geführt, dass sich Christine impfen ließ. Kurz danach begann der Alptraum. Schwindel, Übelkeit und Müdigkeit führten dazu, dass sie sich nicht mehr alleine außer Haus traute. In weiterer Folge wurde ein Gehirntumor diagnostiziert."*

Jeder Kommentar erübrigt sich.

WIRKUNG UND NEBENWIRKUNG

Die gefürchteten Nebenwirkungen einer Krebstherapie werden immer beherrschbarer – Bewegung wirkt sich auf Wirksamkeit und Verträglichkeit der Therapie positiv aus

Er galt zu seiner Zeit als unbesiegbar: Wer siebenmal hintereinander die Tour de France gewinnt und zwischendurch auch noch Straßen-Radweltmeister wird, wie der aus Texas stammende Lance Armstrong (geb. 1971), ist schon zu Lebzeiten ein Mythos. Dass man sich an Armstrong aber nicht nur als leistungsstärksten Radrennfahrer seiner Zeit, sondern auch an einen epochalen Sportbetrüger erinnert, ist auf das Dopingmittel Erythropoetin (EPO) zurückzuführen. Es verhalf Lance Armstrong bereits 1999 zu seinem ersten Toursieg.
Erythropoetin ist an sich ein köpereigenes Hormon, das vor allem von den Nieren produziert wird und die Bildung und Reifung der Erythrozyten, der roten Blutkörperchen, fördert. Diese wiederum transportieren Sauerstoff, was vor allem für Ausdauersportler wichtig ist. Die Marathonbewerbe in Europa und den USA werden daher zumeist von Läufern aus Kenya und Äthiopien gewonnen, die auf afrikanischen Hochebenen trainieren, weil die Bildung von Erythrozyten durch das in dieser Höhenlage geringere Sauerstoffangebot angeregt wird.

Derselbe Vorgang lässt sich aber im Flachland imitieren: Die Leistungsfähigkeit von Ausdauersportlern kann durch die Gabe von EPO um bis zu zehn Prozent gesteigert werden, ergaben einschlägige Studien.

Erythropoetin wirkt in der medizinischen Anwendung einer Blutarmut entgegen, die manchmal während der Chemotherapie auftritt. Patienten können sich das Mittel selbst in Form von subkutanen Injektionen verabreichen. Sportler leider ebenfalls.

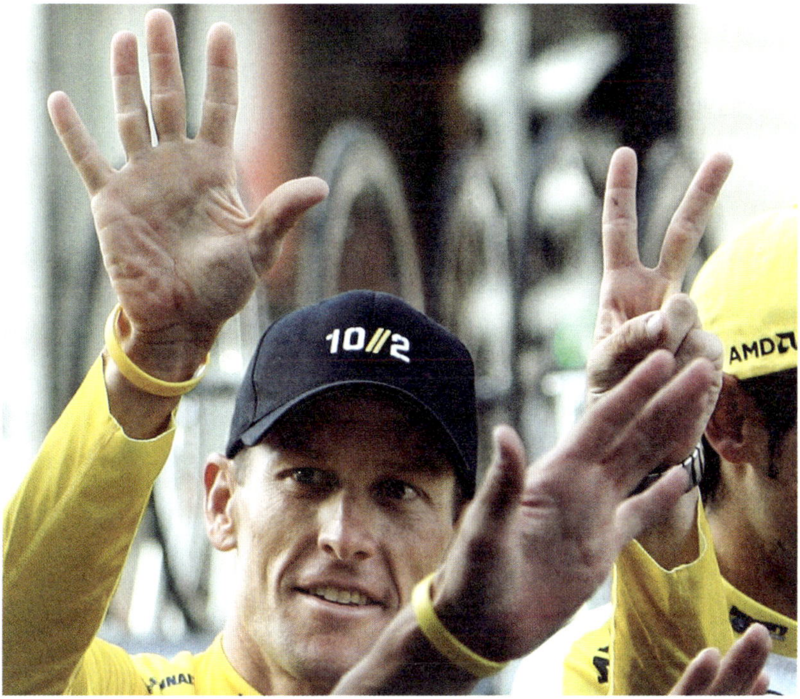

Radstar Lance Armstrong: Er dopte mit Erythropoetin (EPO), einem Hormon, das zur Milderung von Nebenwirkungen der Krebstherapie eingesetzt wird.

Das körpereigene Hormon EPO ist aber nur eines der inzwischen zahlreichen Hilfsmittel, welche die heute oft schon zu Unrecht gefürchteten Nebenwirkungen von Bestrahlung und Chemotherapie abmildern.

Es ist für Mediziner wichtig, diesen Nebenwirkungen der Chemotherapie mit großer Empathie, mit Mitgefühl, zu begegnen und Patientinnen und Patienten kein Medikament vorzuenthalten, um ihnen diese schwierige Lebensphase zu erleichtern. Scharlatane machen mit Krebskranken nicht zuletzt deshalb gute Geschäfte, weil sie die Angst vor Nebenwirkungen ausnützen und wirksame Therapien ohne Nebenwirkungen versprechen.

Der schon erwähnte Erfinder des therapeutisch wirkungslosen Mittels Ukrain, Wassily Nowicky, versprach auf seiner Website die vollständige Heilung von 70 Prozent der Patienten mit Prostatakrebs und gute Aussichten bei metastasiertem Brust- und Darmkrebs, ja sogar beim schwer zu behandelnden Pankreaskarzinom – und all dies ohne Nebenwirkungen. Ryke Geerd Hamer wollte nicht nur auf Chemotherapie, sondern auch auf jegliche Operation verzichten.

Leider ist es nicht so einfach. Die meisten im Zuge der Chemotherapie verabreichen Zytostatika wirken sich auf rasch teilende Zellen aus. Also auf Krebszellen, aber auch auf schnell wachsende Zellen des Knochenmarks oder des Verdauungstrakts. Auch die Haarfollikel zählen dazu.

Wer in den 1980er-Jahren durch die Krebs-Station eines Krankenhauses ging, wird sich an die Übelkeitsattacken erinnern, die viele Patienten damals heimsuchten und die sie mangels wirksamer Gegenmittel erdulden mussten. Erbrechen und Übelkeit zählen zu den von Patienten bis heute am meisten befürchteten Nebenwirkungen der Chemotherapie. Zwar gab es seit etwa 1960 das gegen Übelkeit verabreichte Medikament Metoclopramid (im Handel „Paspertin"), doch dieses erwies sich bei aggressiveren Therapieformen, die bei bestimmten Krebsarten wie dem Hodenkrebs unumgänglich sind, als ineffektiv.

Erst 1991 gab es bei der Beherrschung der Übelkeit nach Chemotherapien durch das gut wirksame Medikament Ondansetron eine wesentliche Verbesserung, es ist auch bei aggressiveren Therapien effektiv.

Das Verständnis darüber, wie durch Chemotherapie bewirktes Erbrechen auf verschiedenen Ebenen beeinflusst werden kann, führte schließlich 2003 auch zur Zulassung des Medikaments Aprepitant. Es kann in Kombination mit Ondansetron bei besonders schweren Chemotherapien Übelkeit sowohl in der akuten wie in der chronischen Phase entweder ganz verhin-

dern oder weitestgehend abmildern, 90 Prozent der Patienten klagen kaum noch über unbeherrschbare Übelkeit und Erbrechen.
Krebstherapien können aber nicht nur Brechreiz hervorrufen, sondern auch Zellen des Knochenmarks zerstören, die für die Bildung der weißen Blutkörperchen zuständig sind. Die Folge sind eine erhöhte Anfälligkeit für Infektionskrankheiten, aber auch Entzündungen der Mundhöhle und des Zahnfleischs. Um diese Nebenwirkungen zu verhindern, wurde ein Wachstumsfaktor, der körpereigene Wirkstoff, der für die Neubildung weißer Blutkörperchen im Knochenmark verantwortlich ist, synthetisch hergestellt, der „Granulocyte Colony Stimulating Factor" (G-CSF). Dieses Medikament hat die Möglichkeiten der Krebsbehandlung deutlich erweitert. Nun können durch die Verabreichung von G-CSF auch hocheffektive Therapien angewendet werden, die ohne G-CSF zu einem gefährlichen Absinken der Zahl weißer Blutkörperchen führen würden. Die Folge wären schwere Infektionen. Zudem können Chemotherapien manchmal in ihrer Wirksamkeit verstärkt werden, wenn sie in kürzeren Abständen als bisher üblich verabreicht werden. Das gelingt erst seit dem Einsatz des G-CSF, der weiße Blutkörperchen rasch nachwachsen lässt.

Besonders Frauen, aber nicht selten auch Männer, befürchten die Nebenwirkung Haarausfall. Dieser drückt das Selbstwertgefühl in einer ohnehin schwierigen Lebensphase und ist auch für das soziale Leben der Patienten oft sehr belastend. Seit einigen Jahren sind Kühlhauben am Markt, die von Patientinnen und Patienten während der Infusion der Chemotherapie getragen werden, um den Haarausfall zu verhindern.

Dies funktioniert, weil es durch Kälte zu einer verminderten Blutversorgung der Kopfhaut kommt, wodurch die Haarwurzeln nicht so leicht von der Chemotherapie „angeflutet" werden.

Laut Angaben der Hersteller funktioniert das in 70 bis 80 Prozent der Fälle. Allerdings empfinden manche Patienten das Kältegefühl am Kopf als unangenehm und verzichten bald wieder auf diese Kühlhauben. Meist greifen sie dann für eine gewisse Zeit zu Perücken, deren Kosten in Österreich von der Sozialversicherung übernommen werden, oder zu Tüchern oder Kappen, um die Phase bis zum neuerlichen Wachstum der Haare nach Beendigung der Chemotherapie zu überdauern. Dennoch muss hier noch mehr Forschungsarbeit geleistet werden, um den Patienten dieses Problem zu ersparen.

Ein weiterer Erfolg versprechender Ansatz zur Verminderung des Problems des Haarausfalls liegt in der Entwicklung neuer Medikamente. Manche Chemotherapeutika gibt es schon jetzt in Tablettenform, in Zukunft werden noch mehr dieser Medikamente verfügbar sein. Damit wird es seltener zu Haarausfall kommen, weil der Wirkstoff langsamer als bei einer rasch wirksamen Infusion freigesetzt wird. Das schont auch die Haarwurzeln.

Leider lassen sich manche Nebenwirkungen noch nicht ganz beherrschen: Das Gefühl einer durch manche Chemotherapeutika herbeigeführten „Taubheit“ der Nerven an Händen und Füßen, die auch schmerzhaft wie „Blitze“ sein können, entzieht sich bisher einer medikamentösen Behandlung. Manchmal verbessern das Tragen von Handschuhen und warmen Socken bei kälterer Witterung sowie das Vermeiden kalter Getränke das Befinden der Patienten und vermindern das Auftreten dieser unangenehmen Nebenwirkung.

Haben auch die neuen Krebstherapien, die gezielt auf eine genetische Mutation wirken, Nebenwirkungen?

Man würde erwarten, dass bei dieser Art von Medikamenten Nebenwirkungen unterbleiben, was aber nicht der Fall ist. Dieses Phänomen wird etwas sperrig als *„ungezieltes Nebenwirkungsspektrum gezielt wirksamer Medikamente“* bezeichnet. Bei molekular gezielten Therapien kommt es häufig zu Hautveränderungen, die der Akne ähneln, zu eitrigen Veränderungen an der Haut rund um die Fingernägel oder zu Hautrötungen an Handflächen und Fußsohlen. In manchen Fällen kann die prophylaktische Gabe von Antibiotika diese Hautveränderungen verhindern. Gegen die unangenehme Rötung der Handflächen und Fußsohlen wird seit Kurzem eine Salbe aus Diclofenac erfolgreich eingesetzt. Molekular gezielt wirkende Medikamente können auch zu Durchfällen, erhöhter Sonnenlichtempfindlichkeit oder manchmal zu Veränderungen im EKG oder zu Bluthochdruck führen. All diese Nebenwirkungen sind allerdings durch Veränderungen der Lebensgewohnheiten oder durch Verschreibung entsprechender Medikamente behandelbar.

Komplexer sind die Maßnahmen bei Nebenwirkungen der Immuntherapie. Wie bereits beschrieben, wird bei der Immuntherapie das Immunsystem mit dem Ziel aktiviert, Krebszellen durch körpereigene Mechanismen zu bekämpfen. Das Immunsystem kann auf eine solche Therapie allerdings auch überschießend reagieren und körpereigenes Gewebe wie Lunge, Dickdarm, Nebennieren, Schilddrüse, die Hirnanhangsdrüse, Lebergewebe, Haut, Muskeln, Nerven oder die Blutbildung angreifen. Dies muss natürlich frühzeitig erkannt werden, um medikamentöse Gegenmaßnahmen zu treffen oder – je nach Schweregrad der Nebenwirkung – die Therapie zu unterbrechen.

Solche Symptome können durchaus gefährlich werden, aber man weiß inzwischen, dass derartige Nebenwirkungen besonders oft dann auftreten, wenn Patienten besonders gut auf die Therapie ansprechen. Auch die Strahlentherapie kann sich auf die Haut oder die Schleimhäute auswirken, wobei es auf der Haut zu einer Rötung wie bei einer leichten Verbrennung im Bereich des Strahlentherapie-Areals kommt. Lokal verabreichte Cremen oder Salben wirken auch in diesen Fällen.

Eine häufige Auswirkung von Krebserkrankungen sind Antriebslosigkeit, Depressionen oder depressive Verstimmungen, die unter dem Oberbegriff „Fatigue" zusammengefasst werden. 80 Prozent aller Patientinnen und Patienten mit Krebs leiden daran. Sehr oft wird Krebspatienten leichtfertig geraten, sie sollten doch „positiv denken". Dabei ist es nur zu verständlich, wenn diese nach einer Krebsdiagnose depressiv verstimmt sind. Die Ungewissheit, was die nahe Zukunft bringen wird, ist natürlich belastend. Psychologische Hilfe und/oder antidepressiv wirkende Medikamente sollten in solchen Fällen unbedingt angeboten und in Anspruch genommen werden.

Natürlich muss auf die Angst der Patientinnen und Patienten vor der Auswirkung der Erkrankung oder der durch die Therapie vielleicht auftretenden Nebenwirkungen schon vor Beginn der Behandlung eingegangen werden. Unterstützende Maßnahmen zur Krebstherapie werden in diesem Sinn heute interdisziplinär gesetzt: Psychologie, Diätologie, aber auch die Physikalische Medizin bieten neue und effektive Therapiekonzepte an.

Das Forcieren physischer Aktivität statt einer „Schonung" hat in vielen Fällen zu einer Verbesserung der Prognose mancher Krebserkrankungen und zu größerer Verträglichkeit der Chemotherapie geführt. Wie Sport und Bewegung überhaupt das Risiko, an Krebs zu erkranken, signifikant senken. Laut einer 2011 im „British Journal of Cancer" veröffentlichten Studie gehen rund zehn Prozent der Fälle von Darmkrebs auf unzureichende Bewegung zurück. Sport hilft dabei, gesundes Körpergewicht zu halten, er regt Verdauung und Stoffwechsel an, mögliche krebserregende Stoffe verbleiben dadurch kürzer im Verdauungstrakt. Bei Frauen mit hormonabhängigem Brustkrebs senkt Sport den Östrogenspiegel im Blut, der das Krebswachstum beschleunigen kann.

Forscher des Karolinska-Instituts in Stockholm und der Harvard Medical School haben die Befunde von 40.000 Männern im Alter zwischen 45 und 79 Jahren auf Korrelationen mit körperlichen Aktivitäten in den sieben Jahren zuvor untersucht. Ergebnis: Männer, die körperliche Aktivität im Umfang von wenigstens einer Stunde schnellen Gehens pro Tag unternahmen, waren im Vergleich zu Teilnehmern, die sich nach eigenen Angaben kaum bewegten, um 16 Prozent seltener von Tumorerkrankungen betroffen.

Eine britische Studie zeigte ähnliche Ergebnisse: Fünf bis sechs Stunden Bewegung pro Woche führten zu einer 20-bis 30-prozentigen Reduktion des Risikos an Dickdarmkrebs zu erkranken.

Auch während einer Chemotherapie kann Sport oder zumindest Bewegung in angemessener Intensität – Haus- und Gartenarbeit zählen dazu – Nebenwirkungen senken. So kann auch die als Folge der Krebserkrankung oder im Gefolge von Chemotherapien oft auftretende Müdigkeit („Fatigue") deutlich verringert werden.

Ein für die Therapie wichtiger Effekt, denn die von den Patienten gefühlte „bleierne Schwere" ist nicht selten der Beginn eines Teufelskreises: Weil sich die Muskulatur zurückbildet, nimmt das Verlangen, sich zu schonen, weiter zu. Davon ist aber auch die Atemmuskulatur betroffen, die Sauerstoffversorgung und der Allgemeinzustand verschlechtern sich. Dadurch werden die Voraussetzungen für die Therapie ungünstiger, es fällt den Kranken immer schwerer, den Belastungen der Behandlung standzuhalten.

Die Deutsche Krebsgesellschaft empfiehlt deshalb 150 Minuten mäßig anstrengendes Ausdauertraining pro Woche, also etwa zwanzig Minuten pro Tag.

Der am Beginn dieses Kapitels stehende Lance Armstrong hat sicher weit mehr trainiert. Er war 1996 an Hodenkrebs erkrankt.

Als dieser diagnostiziert wurde, hatten sich bereits Lymphknotenmetastasen im Bauchraum und zwei kleine Absiedelungen im Gehirn gebildet. Der damals 25-jährige Armstrong entschied sich nach der Entfernung seines rechten Hodens für eine Chemotherapie, die beiden Metastasen im Gehirn wurden operativ entfernt.

Dem US-amerikanischen Onkologen Lawrence Einhorn war es schon in den 1970er-Jahren gelungen, mit einer Kombination von chemotherapeutisch wirksamen Substanzen die Heilungsrate von Patienten mit Hodenkrebs dramatisch zu verbessern.

Drei Jahre nach der Ausheilung seiner Krebserkrankung gewann Lance Armstrong erstmals die Tour de France. Wohl begleiteten seine gesamte Karriere Dopinggerüchte, das Doping mit Erythropoetin wurde ihm aber erst 2012 nachgewiesen. In der Folge wurden ihm alle Titel aberkannt.

Hodenkrebs sucht vor allem jüngere Männer heim, das mittlere Erkrankungsalter liegt bei 37 Jahren. Die 10-Jahres-Überlebensrate nach der Diagnose beträgt heute 95 Prozent.

WO MAN BESONDERS OFT AN KREBS ERKRANKT

Die internationale Krebs-Statistik – Was die Staaten tun könnten und was jeder selbst tun kann

Krebserkrankungen sind weltweit verbreitet, auch wenn sich ihr Auftreten nach geografischen Regionen unterscheidet. An den verschiedenen Erkrankungsformen, die unter dem Namen „Krebs“ zusammengefasst werden, sterben weltweit knapp zehn Millionen Menschen pro Jahr, die Hälfte davon vor dem 70. Lebensjahr.

Dennoch scheint unter den von der Weltgesundheitsorganisation global erfassten zehn häufigsten Todesursachen nur der Lungenkrebs auf und auch das erst an sechster Stelle. Angeführt wird die weltweite Todesursachen-Statistik von Krankheiten, die nicht zuletzt auf den hohen Tabakkonsum in den Entwicklungsländern zurückzuführen sind: An erster Stelle rangieren die Herzkrankheiten, gefolgt von Schlaganfällen, an dritter Stelle liegt die „chronic obstructive pulmonary disease“ (COPD), die „Raucherlunge“. Noch vor dem Lungenkrebs rangieren in der Todesursachen-Statistik die Lungenentzündung und „neonatal conditions“, also unmittelbar nach einer Geburt auftretende Komplikationen. Erst dann folgt eben die erste Krebserkrankung, der Lungenkrebs.

Diese Statistik wird sich durch die auch in den ärmeren Ländern steigende Lebenserwartung deutlich verändern, mehr Menschen werden ihren Krebs „erleben“, ihn aber immer öfter auch überleben. Die Häufigkeit der Krebserkrankungen wird weltweit bis zum Jahr 2050 von derzeit etwa 20 Millionen auf 35 Millionen pro Jahr ansteigen – weil die Weltbevölkerung um rund zwei Milliarden Menschen wachsen und weil sie älter wird. Die Zahl der Erkrankungsfälle an Krebs nimmt also schon aus demoskopischen Gründen stetig zu, Länder mit limitierten finanziellen Ressourcen stellt das vor große Probleme. In reicheren Staaten sinkt die Krebs-Todesrate seit 2016 stetig um etwa zwei Prozent pro Jahr, was im schroffen Gegensatz zu den Daten aus finanziell unterprivilegierten Ländern steht. Der Grund für diese Schere zwischen armen und reichen Staaten liegt auf der Hand: Er ist die Folge des Mangels an gut ausgerüsteten Spitälern in angemessener Dichte, die also auch erreichbar sind. Es gibt zu wenige Diagnoseeinrichtungen zur Früherkennung von Krebserkrankungen, der Zugang zu zeitgerechter Therapie mit innovativen oder gar innovativsten Medikamenten ist höchst begrenzt.

Allerdings spielen auch in finanziell gut ausgestatten Staaten soziale und gesellschaftliche Faktoren eine wesentliche Rolle bei der Häufigkeit des Auftretens von Krebs und der Sterblichkeit daran. Laut der WHO ist ein Drittel der weltweiten Krebserkrankungen auf Nikotingebrauch, einen hohen Body-Mass-Index, Alkoholmissbrauch, einen Mangel an Obst und Gemüse in der Ernährung und auf physische Inaktivität zurückzuführen. Diese Merkmale treffen auch in entwickelten Industrieländern überdurchschnittlich oft auf finanziell schwache Bevölkerungsschichten zu.

Die Zahl von weltweit zehn Millionen Krebstoten jährlich bleibt seit einigen Jahren konstant, obwohl die Weltbevölkerung ständig wächst und auch altert – zwei wichtige epidemiologische Faktoren. In den meisten Ländern der westlichen Welt ist laut der US-amerikanischen Krebsgesellschaft die Todesrate an Krebserkrankungen von 1991 bis 2017 um 29 Prozent zurückgegangen und allein von 2016 auf 2017 um 2,2 Prozent gefallen, was dem höchsten jemals gemessenen Rückgang entspricht. Seither nehmen die Zahlen jährlich um etwa denselben Prozentsatz weiter ab.

Das heißt: Gemessen an der Gesamtbevölkerung sterben immer weniger Menschen an Krebs.

Dieser Rückgang ist auf verbesserte Früherkennung, einen bewussteren Lebensstil, aber auch auf die neuen, hochkomplexen Behandlungsmethoden wie die beschriebenen personalisierten Therapien und die Immuntherapie zurückzuführen. Die Sterberate an Lungenkrebs sank wegen der Einführung effektiver Medikamente noch deutlicher als die durchschnittlichen 2,2 Prozent, nämlich um vier bis fünf Prozent – auch eine Folge des abnehmenden Tabakkonsums in den Industrieländern.

Um die Zahl der Krebstoten weltweit zu reduzieren, ist die Verbesserung der Früherkennungs-Möglichkeiten von Krebserkrankungen unumgänglich, vor allem aber auch ihre Prävention. Dazu zählt etwa die Impfung gegen das humane Papillomvirus (HPV), gegen das nur 15 Prozent aller Mädchen weltweit geimpft sind.

Auch der Ausbau von Röntgeneinrichtungen für Mammografien in Ländern mit begrenzten finanziellen Möglichkeiten könnte zu weit besseren Zahlen beitragen. So ist etwa die Brustkrebs-Sterblichkeit in Äthiopien doppelt so hoch wie in den USA, obwohl die Häufigkeit von Brustkrebs in Äthiopien um 60 Prozent niedriger ist.

Global ist bei Männern Lungenkrebs die häufigste Todesursache bei einer Krebserkrankung. Nur zwanzig Prozent der Lungenkarzinome werden im Frühstadium entdeckt. Raucher haben eine um fünf bis neun Jahre kürzere Lebenserwartung als Nichtraucher. Allein in Österreich sterben täglich 35 Menschen an den Folgen des Rauchens. Lungenkrebs rangiert auch in der globalen Mortalitäts-Statistik noch vor dem metastasierten Dickdarmkrebs.

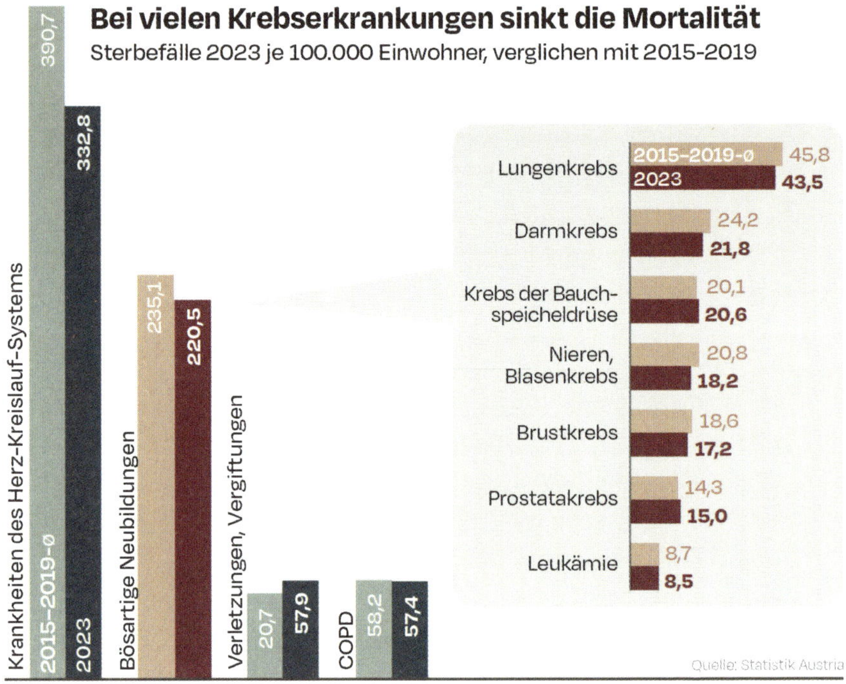

Bei Frauen ist unter den Krebserkrankungen der Brustkrebs die häufigste Todesursache. Er liegt vor dem Lungen-, dem Dickdarm- und dem Gebärmutterhalskrebs. Somit zählen der Lungen- und der Dickdarmkrebs zu den häufigsten bösartigen Erkrankungen bei beiden Geschlechtern, wobei der Dickdarmkrebs durch eine in regelmäßigen Abständen durchgeführte Koloskopie (Dickdarmspiegelung) vermieden werden könnte. Lungenkrebs ist Folge des Lebensstils, eben vor allem des Rauchens, aber in immer mehr Ländern auch eine Folge der Umweltverschmutzung oder des Kontakts mit Schadstoffen am Arbeitsplatz.

Die beiden häufigsten Krebserkrankungen – der Lungen- und der Dickdarmkrebs – sind also durch eine Änderung der Lebensführung und durch regelmäßige Voruntersuchungen in den meisten Fällen zu vermeiden. Ähnliches gilt für den Prostatakrebs, der in Deutschland 25, in Österreich fast 30 Prozent aller Krebs-Neuerkrankungen bei Männern ausmacht. Regelmäßige Kontrollen und damit die frühzeitige Erkennung eines Prostatakarzinoms bewahren auch in diesem Fall vor dem Krebstod. Die überaus effizienten Therapien tragen dazu bei, dass heute rund 90 Prozent der mit Prostatakrebs diagnostizierten Patienten fünf Jahre später noch am Leben sind.

Am häufigsten tritt eine Krebserkrankung mit 335 Fällen pro 100.000 Einwohnern laut WHO in Dänemark auf. Allerdings könnte diese Zahl auch das Ergebnis einer statistischen Fehleinschätzung sein: Dänemark hat ein besonders gut funktionierendes Früherkennungssystem und es herrscht bei Ärzten und Spitälern eine sehr hohe Meldedisziplin. Das Gegenteil gilt für die Länder mit der geringsten Häufigkeit von Krebserkrankungen, wie etwa dem Niger, Gambia, Nepal, Bhutan und dem Kongo. Die Dunkelziffer ist wohl viel höher als die der WHO gemeldeten Zahlen, weil eine seriöse Früherkennung praktisch inexistent und eine einigermaßen verlässliche Erfassung fortgeschrittener Krebserkrankungen zu bezweifeln ist.

In Österreich treten Krebserkrankungen bei 242 Personen je 100.000 Einwohnern auf. Dies liegt etwa im Schnitt der Länder der westlichen Hemisphäre. Männer erkranken mit 261 Fällen je 100.000 Einwohner häufiger als Frauen (228). Den Unterschied macht hier zu einem guten Teil der Lebensstil aus.

Bei Männern ist die Krebshäufigkeit in Ungarn mit 371 Fällen je 100.000 Einwohnern am höchsten, was nicht zuletzt mit dem hohen Anteil an Rauchern zusammenhängt. In Ungarn rauchen etwa 25 Prozent der erwachsenen Bevölkerung und damit doppelt so viele wie in Deutschland und immer noch mehr als in Österreich (20,6 Prozent; Zahlen aus 2021).

Bei Frauen ist die Krebshäufigkeit mit 328 je 100.000 Einwohnern abermals in Dänemark am höchsten, was eben auf die erwähnte hohe Dichte an Früherkennungs-Möglichkeiten zurückzuführen ist, die von der dänischen Politik seit jeher intensiv beworben werden.

Arme „erleben" ihren Krebs nicht

Globale Todesfälle in absoluten Zahlen 2019

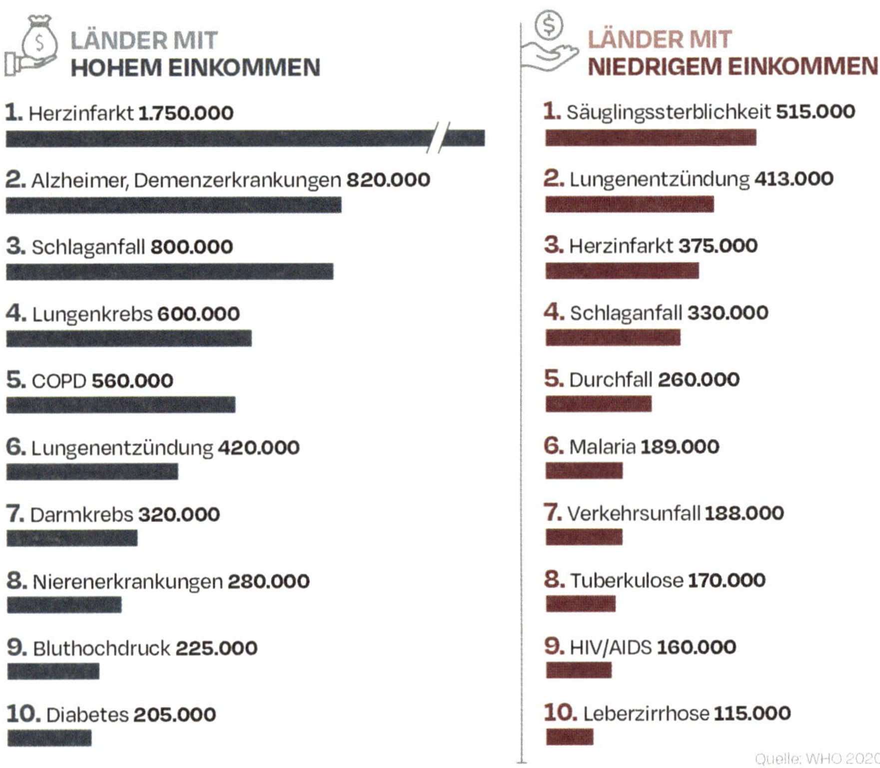

Quelle: WHO 2020

Die Sterblichkeit an Krebserkrankungen ist in der Mongolei (176 je 100.000 Einwohner), Serbien (151 je 100.000 Einwohner) und Ungarn (148 je 100.000 Einwohner) am höchsten, wofür der in diesen Ländern stark verbreitete Tabakkonsum die Hauptursache sein dürfte. Österreich ist mit 95 Fällen je 100.000 Einwohner deutlich besser, aber marginal schlechter als Italien (91 Fälle/100.000 Einwohner), Spanien (90 Fälle/100.000 Einwohner) oder die Schweiz (83 Fälle/100.000 Einwohner).

In Deutschland finden sich laut Statistischem Bundesamt zwei Krebserkrankungen unter den zehn häufigsten Todesursachen: Der Lungenkrebs auf Rang drei hinter Herzkrankheiten und neurologischen Leiden; auf Rang zehn firmiert das Pankreaskarzinom, also der Krebs der Bauchspeicheldrüse. Brustkrebs findet sich in der Todesursachen-Statistik auf Platz elf, gefolgt vom Dickdarmkrebs auf Rang 13.

Die soziale Komponente von Krebs

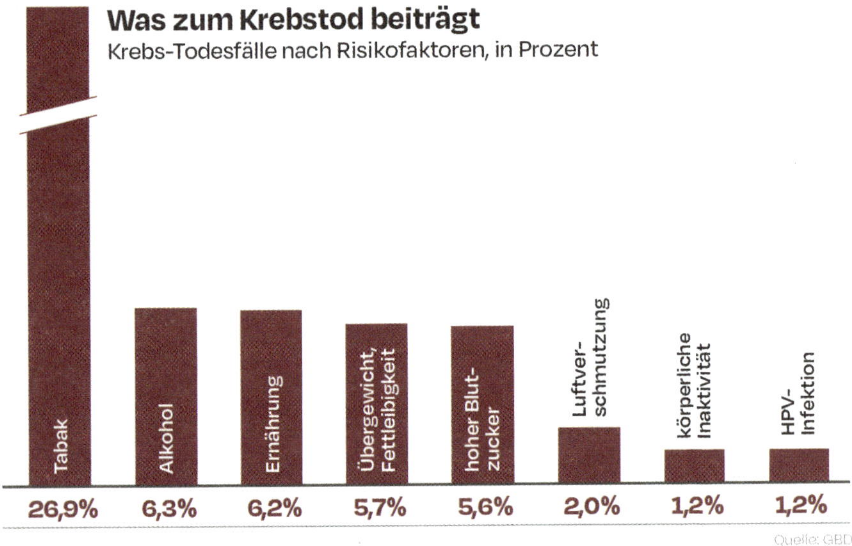

Die Risikofaktoren für Krebserkrankungen sind bekannt: Rauchen, Übergewicht, Alkohol, körperliche Inaktivität. Mit großem Abstand sind Zigaretten und andere Tabakprodukte der Krebsverursacher Nummer 1.

Aber alle diese Faktoren haben auch eine soziale Komponente, wie die OECD-Studie „Beating Cancer Inequalities in the EU", veröffentlicht im Frühjahr 2024, zeigt: Menschen mit geringerer Bildung und damit im Durchschnitt mit geringerem Einkommen sind für alle Risikofaktoren anfälliger als Menschen mit höherer Bildung und höherem Einkommen: Sie rauchen öfter, ernähren sich schlechter, machen deutlich weniger Bewegung und nützen seltener Vorsorgeangebote, wie etwa die Mammografie.

Solche Vorsorgemaßnahmen und andere krebsmedizinische Leistungen sind nicht in allen EU-Staaten gleich zugänglich. Während in Deutschland und Österreich ein sehr guter Zugang zu qualifizierter Krebsmedizin besteht, werden diese Leistungen etwa in Lettland, Litauen und Irland nur zu einem geringen Teil von öffentlichen Krankenversicherungen oder dem Staat getragen.

Gebildete leben länger

Risikofaktoren für Krebserkrankungen

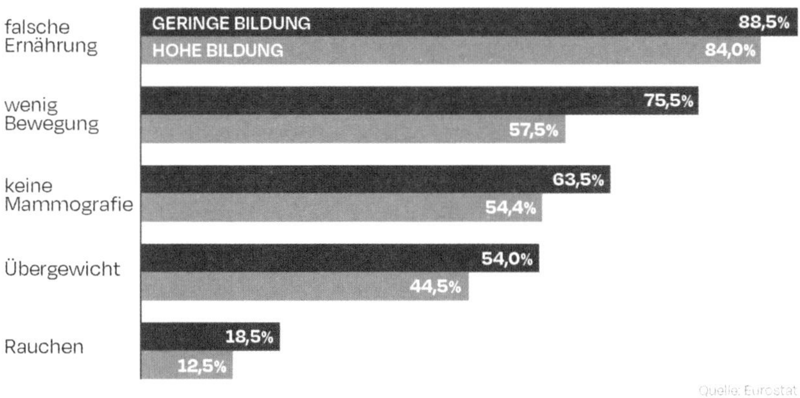

Wo Staat und Gesellschaft helfen

Vom Gesundheitssystem gedeckte krebsmedizinische Leistungen

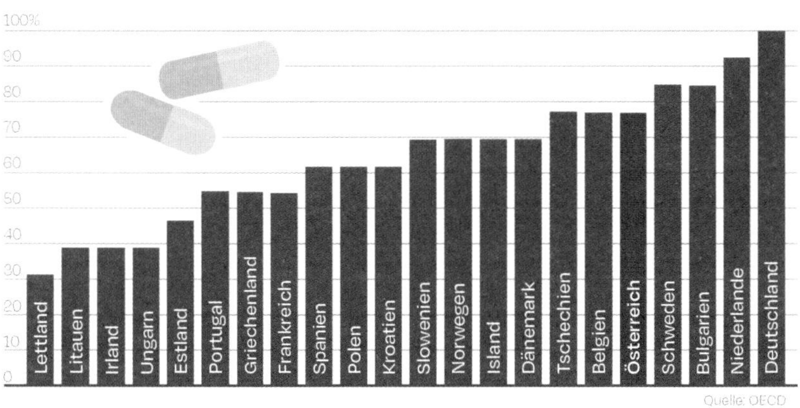

WIE DIE KLIMAKRISE DIE MEDIZIN VERÄNDERN WIRD

Die Klimaerwärmung und ihre Auswirkungen auf Therapien – Die Klimakrise ist für die Versorgung mit medizinischen Gütern eine Herausforderung

Das Problem hat zwei Quellen: Erderwärmung und Demoskopie. Heute leben rund 1,2 Milliarden Menschen mit einem Alter jenseits der 60 auf der Erde. Bis zur Mitte dieses Jahrhunderts wird sich die Zahl der älteren und alten Menschen verdoppeln, obwohl die Weltbevölkerung insgesamt nur um 20 Prozent wachsen wird. Das ist zu guten Teilen den Fortschritten in der Medizin zu verdanken, wird aber gleichzeitig zur Herausforderung für die Onkologie, weil Ältere viel wahrscheinlicher an Krebs erkranken als Jüngere.

Ältere Menschen vertragen auch Hitze schlechter, nicht zuletzt deshalb, weil sie leichter dehydrieren. Das Durstgefühl nimmt im Alter ab. Dazu kommt, dass der Körper älterer Menschen weniger Wasser speichern kann. Bei jüngeren Menschen beträgt der Wasseranteil des Körpers zwischen 50 und 60 Prozent, bei Älteren sind es nur noch 40 Prozent.

Dehydrierung schränkt die Nierenfunktion ein und schwächt den Organismus. Das ist besonders bei kranken Menschen immer öfter tödlich. Wie das Wissenschaftsmagazin „The Lancet“ im November 2023 errechnete, gab es im Sommer 2022 in Europa 60.000 Hitzetote jenseits der 65 – fast eine Verdoppelung gegenüber dem Durchschnitt des Vergleichszeitraums 1991–2000. Das entspricht der Entwicklung des Weltklimas: In den USA hat sich die Zahl der jährlichen Hitzewellen seit 1980 verdoppelt und sie dauern dreimal so lang wie 1960, heißt es in einer im Mai 2024 im „New England Journal of Medicine" veröffentlichten Studie („Climate Change, Extreme Heat and Health"). Die Folgen sind gerade bei älteren Menschen fatal. Wer nur an Hitze-Erschöpfung leidet, kommt noch glimpflich davon: Müdigkeit, Schwäche, Schwindel, starkes Schwitzen sind dafür die typischen Symptome. Bei einem Hitzschlag ist auch das zentrale Nervensystem in Mitleidenschaft gezogen, die Körpertemperatur steigt auf über 40 Grad Celsius, die Folge können ein Multiorganversagen und der Tod sein. Wenn sich der gegenwärtige Trend der Erderwärmung fortsetzt, wird die Durchschnittstemperatur zur Mitte dieses Jahrhunderts um 2,7 Grad über jener des vorindustriellen Zeitalters liegen. Damit, so die „Lancet"-Berechnungen, würde sich die Zahl der Hitzetoten verdreifachen, eine weitere halbe Milliarde Menschen hätte gravierende Ernährungsprobleme – zusätzlich zu den derzeit schon Hungernden.

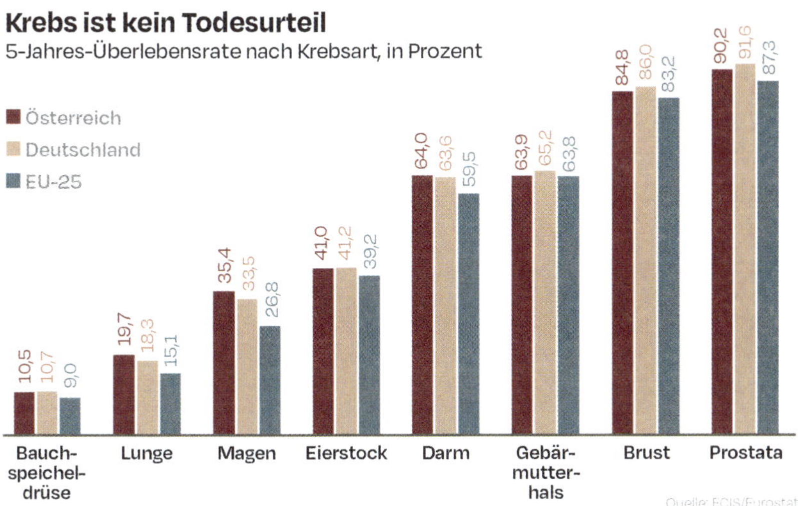

Von Insekten übertragene Infektionskrankheiten, wie etwa das Dengue-Fieber, würden um rund 30 Prozent zunehmen. Gegen das Dengue-Virus gibt es keine Medikation, die Erkrankung kann nur symptomatisch behandelt werden, etwa mit fiebersenkenden Medikamenten. Die das Virus übertragende Mücke ist in tropischen und subtropischen Regionen beheimatet, wurde aber auch schon in Südeuropa registriert.

Zwei Drittel der Krebskranken höheren Alters leiden außerdem noch an Begleiterkrankungen, sie sind „komorbid". Meist handelt es sich dabei um kardiovaskuläre Probleme oder Lungenkrankheiten wie COPD (Chronic Obstructive Pulmonary Disease), früher „Raucherlunge" genannt. Patienten mit diesen Erkrankungen sind bei extremen Hitzewellen höchst gefährdet.

Krebskranke nehmen überdurchschnittlich viele Medikamente zu sich. Deren Wirkung kann sich bei zu starker Erwärmung des Körpers und der Reduktion des Blutvolumens verändern. Führt das zu Fieber oder Durchfall steigt die Gefahr der Dehydrierung weiter an.

Städte und Länder werden wegen der laut Prognosen zunehmenden Zahl von Naturkatastrophen gezwungen sein, ihre Infrastruktur zu überdenken. Spitäler müssen selbst unter schwierigen Bedingungen für Lieferungen von Medizinprodukten und Nahrungsmitteln erreichbar bleiben. Sie werden Lager von möglichst haltbaren Lebensmitteln und Medizinprodukten für Patienten und Personal vorbereiten müssen, um im Fall von Naturkatastrophen, Pandemien, Stromausfällen, Netzzusammenbrüchen, Energiekrisen und der damit drohenden Unterbrechung von Lieferketten die Versorgung von Krankenhäusern aufrechtzuerhalten.

Erste Erfahrungen mit dem Mangel an Medikamenten erleben selbst hochentwickelte Staaten seit der Coronakrise: Viele Medikamente sind zeitweise nicht erhältlich.

Im Fall von unterbrochenen Lieferketten, sei es durch Naturkatastrophen oder Kriege, muss nicht nur die Versorgung mit Medikamenten, sondern auch jene mit anderen Medizinprodukten wie Prothesen, Stents und Implantaten gewährleistet bleiben. Auch die Erreichbarkeit von Spitälern durch ärztliches und pflegerisches Personal ist einzukalkulieren.

Spitäler müssen zur Sicherung ihrer Energieversorgung für die eigene Energiegewinnung adaptiert werden. Erste Schritte in diese Richtung werden bereits unternommen: Ein Verwaltungsgebäude auf dem Areal des Wiener Allgemeinen Krankenhauses wurde bereits mit einer entsprechenden Fassade ausgestattet.

Die Pharmaindustrie wird sich ebenfalls auf diese neuen Herausforderungen einstellen müssen. Sie sollte zu einer möglichst lokalen Produktion von Medikamenten und Medizinprodukten übergehen, um deren leichte Verfügbarkeit zu gewährleisten. Das ist allerdings mit äußerst komplexen Problemen verbunden, weil viele Bestandteile medikamentös wirksamer Substanzen im Fernen Osten produziert werden. Die Transportwege sind entsprechend anfällig für Naturkatastrophen, aber auch für Kriege, Terrorismus und Piraterie. Im Ernstfall wird die Pharmaindustrie die Bevölkerung auch mit älteren, aber ohne Importe aus Übersee verfügbaren Substanzen versorgen müssen, die essenziell für eine erfolgreiche Therapie sind.

Vieles wird sich im Falle dieser fortschreitenden Erderwärmung für Patienten ändern. Kommt es zu einer Einschränkung der Verkehrsströme – sei es wegen Energieverknappung, rigiden Gesetzen oder akuten Katastrophen –, wird die direkte Inanspruchnahme von Hilfe in Ambulanzen oder bei niedergelassenen Ärzten besonders „am flachen Land“ schwierig.

Es werden schon klinische Studien geplant, die untersuchen sollen, ob und wie Therapieintervalle bei Krebspatienten verlängert werden können, ohne dass sich das Ergebnis gegenüber der bisherigen Vorgangsweise verschlechtert. Ziel ist auch hier die Reduktion notwendiger Anfahrtswege. In solchen Krisensituationen wird der direkte Kontakt wohl in vielen Fällen elektronischer Kommunikation weichen. Apps ermöglichen den behandelnden Ärztinnen und Ärzten schon heute – als Maßstab für die Herzfunktion – die laufende Kontrolle des Gewichts, der Herzfrequenz und des Blutdrucks ihrer Patienten. Bei Auffälligkeiten oder im Notfall meldet sich das Krankenhaus bei den Patienten, berät sie oder veranlasst entsprechende Hilfsmaßnahmen von außen.

Dies ist aber erst der Anfang. Auch auf dem Gebiet der Fernübertragung von Patientendaten wird die künstliche Intelligenz in nicht allzu ferner Zukunft heute ungeahnte Möglichkeiten eröffnen.

Eine gute Nachricht gibt es trotz aller Klima-Krisenszenarien übrigens auch: Laut der oben zitierten „The Lancet"-Studie vom November 2023 sind die auf Luftverschmutzung zurückzuführenden Todesfälle seit 2005 weltweit um rund 15 Prozent gesunken.

WAS TUN, WENN NICHTS MEHR GEHT?

Palliativmedizin als Partner der Onkologie – Auch auf diesem Gebiet gibt es Fortschritte

Trotz neuer und innovativer Medikationen und trotz interdisziplinärer Zusammenarbeit sind Krebserkrankungen auch heute lebensbedrohend. Bei rund 20 Millionen neuen onkologischen Erkrankungen weltweit pro Jahr sterben rund 10 Millionen daran. Dies ist eine sehr hohe Opferzahl. Und dies trotz des Umstands, dass die Sterblichkeit (also die Zahl der Krebstoten gemessen an der Einwohnerzahl) seit 2016 kontinuierlich um etwa 2 Prozent pro Jahr zurückgeht. Natürlich ist die hohe Opferzahl auch darauf zurückzuführen, dass Menschen in finanziell und sozial unterprivilegierten Ländern keine adäquate medizinische Versorgung haben. Sie haben weder Zugang zu Früherkennungs-Untersuchungen noch zu Therapien, die internationalen Standards entsprechen. Doch auch in Österreich stehen rund 45.000 Erkrankungsfällen pro Jahr rund 21.000 Sterbefälle gegenüber. Etwa 400.000 Menschen leben hier mit der Diagnose Krebs, viele von ihnen sind Langzeit-Überlebende, bei denen einmal vor vielen Jahren eine Krebsdiagnose gestellt wurde.

Trotz aller spektakulärer Fortschritte gehört es zur täglichen Erfahrung von Onkologinnen und Onkologen, dass es mitunter trotz der besten Therapien so weit kommt, dass man Patienten keine sinnvollen Schritte mehr anbieten kann. Manchmal hat sich der Gesamtzustand der Patienten aufgrund der nicht beherrschten Krebserkrankung so sehr verschlechtert, dass eine weitere Belastung durch eine Therapie nicht mehr zu vertreten ist. Dann ist der Zeitpunkt gekommen, ab dem diese Schwerkranken „palliativ“ behandelt werden müssen.

Palliativ – das Wort stammt aus dem Lateinischen. „*Palliare*" heißt „verbergen" oder „mit einem Mantel bedecken". Das beschreibt die Vorgangsweise: Bei dieser Therapie geht es um die „Bedeckung" von Schmerzen mit wirksamen Medikamenten, um die Würde der Kranken zu bewahren. Sie beruht auf dem Konzept, dass angesichts der Unheilbarkeit der Erkrankung und des fortgeschrittenen Krankheitsstadiums der Schwerpunkt der Behandlung nun auf der Reduktion der Beschwerden und damit der Maximierung der verbliebenen Lebensqualität liegt. Bei Krebserkrankungen im Endstadium können solche Beschwerden sehr unterschiedlich sein. Sie bestehen nicht ausschließlich aus Schmerzen. Oft kommt es zu Atemnot wegen einer Einschränkung der Lungenfunktion, weil die Lunge oder das Rippenfell von Krebs befallen sind. Auch Schluck- und Verdauungsbeschwerden können eine Folge der schweren Erkrankung sein.

In der Palliativmedizin ist es in den vergangenen Jahren zu bedeutenden Fortschritten gekommen. Aus Gesprächen mit Patientinnen und Patienten hat man gelernt, was sie in der letzten Zeit ihres Lebens am meisten benötigen. Der Respekt für diese Wünsche ist in der Palliativmedizin zum Leitgedanken geworden. Dazu gehört in erster Linie der Wunsch nach Schmerzfreiheit, ihm kann mittels Morphinen oder ihren Analoga entsprochen werden. Schmerz ist ein subjektiv wahrgenommenes Gefühl, das ausgedrückt und kommuniziert werden muss. Es kommt in der Palliativmedizin daher ganz besonders auf eine funktionierende Kommunikation zwischen den Kranken und dem medizinischen Personal an. Palliative Versorgung benötigt ein interdisziplinäres, interprofessionelles, also vor allem ein vielseitiges Team, das auf die spirituellen Bedürfnisse eingeht, psychologische Unterstützung anbietet und pflegerisch notwendige Maßnahmen trifft.

Es ist die vielleicht schwierigste Phase im Leben eines Menschen, mit dem nahenden Tod konfrontiert zu sein. Oft sind daher sehr tief gehende Gespräche notwendig, um die Befürchtungen, Ängste und Sorgen der Patienten um sich selbst, aber auch um Familienmitglieder und deren Zukunft abzubauen.

Die Art der Unterbringung von Patienten in einer entsprechend ausgestatteten Umgebung im Spital ist in einer multikulturellen Gesellschaft durch international erarbeitete Richtlinien vorgegeben. Dennoch muss bedacht werden, dass der Tod in unterschiedlichen Religionen oder Traditionen einen grundverschiedenen Stellenwert hat. Es ist offenkundig, dass in einer zunehmend weltlich ausgerichteten Gesellschaft die Religion im Sterbeprozess eine geringere Rolle als früher spielt und an ihre Stelle oft andere Konventionen treten. Darauf muss die Betreuung auf den Palliativstationen eingehen, um den Wünschen und Bedürfnissen der Patientinnen und Patienten zu entsprechen.

Großartiges leisten mobile Palliativteams, die es Patienten ermöglichen, ihre letzten Wochen und Tage zu Hause in Schmerzfreiheit und mit pflegerisch und medizinisch guter Versorgung verleben können. Dies entspricht dem Wunsch vieler Kranker. Institutionen wie die Caritas oder das Rote Kreuz, aber auch niedergelassene Pflegekräfte und Hausärzte sind wichtige Partner dieser mobilen Teams. Mitglieder solcher Teams, egal ob stationär oder mobil, sind ständig mit der Endlichkeit des Menschen konfrontiert. Auch sie selbst benötigen psychologische Unterstützung, aber auch kontinuierliche Weiterbildung.

Es muss also trotz aller Fortschritte bei der Behandlung von Krebskranken an Szenarien gedacht werden, bei denen eine sinnvolle medizinische Betreuung nicht mehr möglich ist.

Die Furcht vor dem Tod war schon in der Antike ein Thema der Medizin, aber auch eines der Philosophie. Der römische Kaiser und Philosoph Marc Aurel befand um das Jahr 170 unserer Zeitrechnung, der Mensch müsse eher vor einem ungelebten Leben Angst haben als vor dem Tod. Er starb im Jahr 180 im Alter von 59 Jahren, wahrscheinlich im Legationslager Vindobona.

2050 – WAS UNS DIE ZUKUNFT BRINGEN WIRD

Steigende Erkrankungszahlen, aber geringere Sterblichkeit – Das nahende Ende der Chemotherapie – Die Zukunft der Immuntherapie

Mehr Menschen erkranken an Krebs, aber immer mehr werden ihn überleben

Heute erkranken pro Jahr weltweit etwa 20 Millionen Menschen an Krebs, 2050 werden es 35 Millionen sein. Das ist vor allem auf das Wachstum der Weltbevölkerung – von derzeit acht Milliarden auf zehn Milliarden im Jahr 2050 – und auf die steigende Lebenserwartung zurückzuführen. Krebs ist zumeist eine Erkrankung des älteren oder alten Menschen und auch in den ärmsten Ländern erreichen immer mehr Menschen das „Krebsalter". Dennoch werden die Sterblichkeitsraten weiter zurückgehen. Diese Tendenz gibt es schon seit 2016: Seither nehmen die Sterblichkeitsraten – also die Zahl der Krebstoten gemessen an der Gesamtbevölkerung – jährlich im Schnitt um 2,2 Prozent ab. Angesichts der neuen Therapien wird sich dieser Trend noch beschleunigen.

Besorgniserregend ist jedoch die zunehmende Zahl von Erkrankungen an Dickdarmkrebs bei jüngeren Patienten: Das Colonkarzinom hat in der Gruppe der unter 50-Jährigen in den vergangenen dreißig Jahren um 50 Prozent mehr Opfer gefunden, 2030 könnte es schon die häufigste Todesursache in dieser Altersgruppe sein. Diese Entwicklung hat vor allem in ungesunden Ernährungsgewohnheiten, Übergewicht und Bewegungsmangel ihre Ursachen.

Um den Menschen großes Leid zu ersparen und die Gesundheitssysteme nicht mit explodierenden Zahlen zu überfordern, sollte daher die wichtigste Vorsorgeuntersuchung bei dieser Krebsart, die Koloskopie, auch für jüngere Menschen von den Kassen bezahlt werden. Leider nutzen selbst jene, denen die Gesundheitskassen schon jetzt diese Untersuchung bezahlen, diese Möglichkeit, die sie vor Dickdarmkrebs schützt, viel zu wenig. Derzeit gehen nur 15 bis 20 Prozent aller anspruchsberechtigten Österreicher über 55 Jahren regelmäßig zur übrigens völlig schmerzlosen, weil unter Kurzanästhesie durchgeführten Darmspiegelung. Angesichts der Häufigkeit dieser Erkrankung ist das eine viel zu niedrige Zahl.

Neue Medikamente werden die herkömmlichen Chemotherapien zunehmend ersetzen

Dieser Prozess ist bereits im Gang: Zwischen 2002 und 2022 hat die amerikanische Medikamentenbehörde, die Federal Drug Administration (FDA), 573 neue Krebsmedikamente zugelassen. Chemotherapeutika bekamen die Zulassung für 50 Indikationen, während in der „Präzisionsmedizin" verwendete Medikamente für 523 Indikationen registriert wurden. Dabei handelt es sich um molekular gezielt wirksame Therapien, aber auch um Präparate, die in der Immuntherapie Verwendung finden. Chemotherapien wird man in Zukunft also immer seltener einsetzen, auf molekulare Veränderungen oder immunologisch relevante Strukturen abzielende Medikamente werden in den Vordergrund treten. Ziel ist die Krebsbehandlung ohne Chemotherapie.

Krebserkrankungen werden früher und besser erkannt

Schon jetzt werden diagnostische Methoden angewendet, die die Ausbreitung von Tumorzellen an ihrem gesteigerten Stoffwechsel erkennen. Das gelingt durch die Positronen-Emissions-Tomografie (PET). Sie steht aber erst am Anfang ihrer möglichen Entwicklung.

In der Röntgendiagnostik wird es schon in wenigen Jahren durch Einsatz der Künstlichen Intelligenz einen wohl noch nie gesehenen Innovationsschub geben. Die Röntgenbilder können dann viel genauer als bisher analysiert werden.

Eine wesentliche Untersuchungsmethode, die beim Erstellen einer Krebsdiagnose zum Einsatz kommt, ist die Tumorbiopsie. Darunter versteht man eine mittels Feinnadel durchgeführten Entnahme aus dem Tumorgewebe, etwa aus der Schilddrüse, aus Lymphknoten, aus der Lunge, der Prostata, dem Skelett oder aus der Leber. Diese Gewebsprobe wird danach histologisch und molekularbiologisch untersucht.

Für die weit schonendere „liquid biopsy", die in erster Linie bei Rückfällen von Tumorerkrankungen angewendet wird, ist bloß eine Blutabnahme nötig. Tumoren setzen ihre Erbsubstanz, die DNA, frei, die dann mittels „liquid biopsy" im Blut nachgewiesen werden kann – und damit auch das Vorhandensein eines Tumors mit seinen molekularen Eigenschaften. Auf Basis dieser Untersuchung und ihres Ergebnisses können dann Therapien begonnen oder bestehende Behandlungen geändert werden.

Dieses Verfahren wurde erst durch die Fortschritte bei der DNA-Sequenzierung des menschlichen Genoms möglich, also der detaillierten Analyse des DNA-Moleküls, unseres „Erbguts". Seither können genetische Mutationen, die in Krebszellen vorkommen, erkannt und entsprechend gezielt behandelt werden.

Durch diese sanfteren „liquid biopsies" könnten in Zukunft Tumoren schon in der Frühphase ihrer Entstehung entdeckt werden. Sie werden daher zunehmend zur Grundausstattung der Therapieentscheidungen gehören, wenn auch Gewebeproben immer noch wichtige Diagnosemittel bleiben werden.

Die Immuntherapie wird die Behandlung von Krebs revolutionieren

Sie bietet vielfältige Möglichkeiten:

* Die passive Zufuhr von Antikörpern wird seit Jahrzehnten bei der Behandlung von Infektionen eingesetzt. Für die Krebstherapie war die Entwicklung der „monoklonalen Antikörper" entscheidend. Bereits jetzt führt die Zufuhr dieser Antikörper bei manchen Krebserkrankungen wie dem Brustkrebs, dem Dickdarmkrebs oder bösartigen Lymphknotenerkrankungen zu ausgezeichneten Therapieerfolgen. Dies ist aber erst der Anfang.

* Schon heute kann die Immuntherapie die durch Tumorzellen aktiv herbeigeführte Lähmung des körpereigenen Immunsystems aufheben. Entsprechende Präparate werden mit großem Erfolg eingesetzt, sie richten sich aber nur gegen wenige der vielen möglichen Ziele. Die Zukunft wird daher dem Einsatz von Antikörpern gehören, die viele weitere dieser das Immunsystem „entwaffnenden" Faktoren in der Krebszelle angreifen. Ziel ist auch hier eine Behandlung ohne Chemotherapie.

* Ein dritter Aspekt der Immuntherapie betrifft die Manipulation von immunologisch kompetenten Zellen, damit sie direkt den Tumor angreifen können, und zwar so: Wie erwähnt haben Tumoren an ihrer Oberfläche Proteine, die sie von anderen Zellen des Organismus unterscheiden. Nun ist es möglich, Zellen des Immunsystems zu entnehmen und außerhalb der Körpers genetisch derart zu verändern, dass sie sich nach der Rückinfu-

sion in die Blutbahn an Proteine auf der Tumorzell-Oberfläche koppeln und dadurch die Tumorzellen zerstören. Erste wichtige Erfolge mittels dieser Methode sind bereits bei bösartigen Lymphknotenerkrankungen im fortgeschrittenen Stadium erzielt worden, doch werden hier noch viele andere Indikationen folgen.

Interessant ist dabei, dass die Wirksamkeit von Immuntherapien offenbar vom Mikrobiom abhängt, also von der Zusammensetzung unserer Darmflora. 40 Billionen Bakterien und Pilze leben im Darmtrakt des Menschen, sie machen immerhin etwa 1 bis 2 Kilogramm unseres Körpergewichts aus. Noch weiß man nicht genau, wie diese Zusammensetzung von Bakterienstämmen zu beeinflussen ist, aber es kann durchaus sein, dass in Zukunft ganz neue diätetische oder medikamentöse Maßnahmen zur Wirksamkeit der Immuntherapie beitragen werden.

Die Zusammensetzung des Mikrobioms im Darm kann auch an Entzündungsvorgängen beteiligt sein und selbst Hirnprozesse wie die Alzheimer-Demenz beeinflussen. Auf diesem Gebiet wird sich in naher Zukunft ein ganz neues und großes Forschungsfeld auftun.

Es wird bald Impfungen geben, aber nicht die Universalimpfung gegen Krebs

Seit 2006 gibt es die erste Impfung, die vor einer Krebserkrankung schützt, nämlich jene gegen das „humane Papillomvirus“ (HPV), das die Ursache für Gebärmutterhalskrebs, aber auch für Anal-, Mund- und Rachenkarzinome sein kann (siehe auch dazu das Kapitel über Impfungen). Es gibt auch eine Impfung gegen das Hepatitis B-Virus. Eine Infektion damit kann Leberkrebs zur Folge haben.

Zudem wird an einer anderen Art von Impfungen geforscht: Sie wirken nicht präventiv, sondern sind Teil der Krebstherapie, sie werden also dem bereits erkrankten Menschen verabreicht. Nach dem Konzept der mRNA-Impfung gegen SARS-CoV2 sollen sie die Mobilisierung einer körpereigenen Abwehr gegen Tumorzellen auslösen. Die Impfung gibt dem Körper sozusagen eine „Software", mittels der er selbst passende Immunzellen zur Tumorbekämpfung produzieren kann.

Zellen zeigen stets Proteine aus ihrem Inneren auf ihrer Oberfläche. Dadurch können sie von Zellen des Immunsystems identifiziert werden. Diese werden durch den mRNA-Impfstoff weiter aktiviert, damit können sie Tumoren zerstören. Solche „Impfungen" könnten für jede einzelne Patientin oder jeden Patienten innerhalb recht kurzer Zeit individuell hergestellt werden. Erste Tests bei der Therapie von schwarzem Hautkrebs verliefen vielversprechend.

Der Impfstoff dafür wurde vom Pharmaunternehmen Moderna entwickelt. Das ebenfalls aus der Covid-Zeit bekannte Unternehmen BioNTech forscht an einem entsprechenden Impfstoff gegen Darmkrebs. Mit der Zulassung der ersten mRNA-Impfstoffe in der Krebstherapie ist in wenigen Jahren zu rechnen. Ein derartiger Impfstoff würde nicht, wie von manchen behauptet, ins Erbgut, also in die DNA, eingebaut werden. Dafür fehlen ihm wesentliche biologische Eigenschaften.

Eine Universalimpfung gegen alle Krebsarten wird es allerdings nicht geben, dafür ist diese Krankheit zu komplex. Im Gegenteil: Wie das Beispiel der künftigen mRNA-Impfung zeigt, wird die Therapie noch weit personalisierter ablaufen.

Krebstherapie wird in Zukunft viele verschiedene Disziplinen beschäftigen

Die Zukunft der Krebsbehandlung wird nicht mehr nur ein Fall für die internistische Onkologie, also die Behandlung mit Medikamenten, sein, sondern sich auf viele andere Gebiete ausweiten. Die durch den technischen Fortschritt immer gezielter anwendbare Strahlentherapie wird in Kombination mit Immuntherapien und anderen therapeutischen Methoden ein wichtiger Player in der Krebstherapie werden.

Nuklearmedizinische Therapie im Sinn der neuen Disziplin der Theranostik, bei der Diagnostik und Therapie zusammenfließen, wird jetzt schon bei fortgeschrittenem Prostatakarzinom und bei Tumoren angewendet, die ein bestimmtes Hormon produzieren, das dann nachgewiesen und in der Therapie genutzt werden kann. Diese Methoden befinden sich – obwohl schon angewendet – erst in einem Anfangsstadium, mit einer deutlichen Ausweitung ihres Anwendungsspektrums ist zu rechnen.

Die Chirurgie wird sich durch medikamentöse Vorbehandlungen verändern: Die Tumoren werden auf diese Weise verkleinert, der Umfang der Operationen wird sich verringern, die Erkrankten werden sich davon schneller erholen. Im Zusammenspiel mit anderen Disziplinen wie der bildgebenden Diagnostik und der Strahlentherapie kann in Zukunft in bestimmten Fällen vielleicht ganz auf eine Operation verzichtet werden.

Entscheidend wird aber auch die Rolle der Pflege sein, die auf die Bedürfnisse von Patientinnen und Patienten mit sehr unterschiedlichen Krebserkrankungen eingehen muss.

Künstliche Intelligenz birgt noch ungeahnte Möglichkeiten

Die Künstliche Intelligenz wird auch die Krebsmedizin revolutionieren – in der Diagnostik, bei Röntgenuntersuchungen, bei der Typisierung des entdeckten Gewebes und der histologischen Diagnostik. Nicht zuletzt in der Medikamentenentwicklung könnte die Artifical Intelligence eine maßgebliche Rolle spielen. In der Radiologie sogar auf besonders spektakuläre Weise: Beim Radiologenkongress im Februar 2024 in Wien wurde eine Studie zitiert, wonach in den nächsten zehn bis zwanzig Jahren radiologische und medizinische Diagnosedaten mit weiteren Biomarkern verknüpft werden könnten, wodurch ein „digitaler Zwilling" des Patienten oder der Patientin entstünde. An diesem könnte dann die Wirkung verschiedener Medikamente und deren Verträglichkeit simuliert und danach die bestmögliche Therapie entworfen werden.

In der radiologischen Nutzung werden sich mittels Artificial Intelligence durch Knochendichtemessung Knochenbrüche vorhersagen und durch frühzeitige Intervention verhindern lassen.

Ebenso lassen sich mittels Künstlicher Intelligenz Gewebeschnitte innerhalb weniger Sekunden mit Millionen anderen Gewebeproben in Archiven der ganzen Welt vergleichen, was deren Interpretation noch genauer machen wird. Schon in naher Zukunft können Gewebsschnitte noch während Krebsoperationen genau analysiert werden – ein großer Fortschritt für die Chirurgie.

Die Elektronik ermöglicht es, dass die behandelnden Ärzte durch den Einsatz von Wearables, entsprechend aufgerüsteten Fitnessuhren, künftig laufend Daten sammeln können, wie dies im Fall der Herzpatienten oben beschrieben wurde. Es können so aber auch Anomalien frühzeitig entdeckt werden, die auf eine Krebserkrankung hinweisen. Mittels Algorithmen können auf diese Weise Muster zugeordnet werden, die sonst verborgen bleiben. Dadurch können vorbeugende Maßnahmen ergriffen werden, um das Risiko einer Erkrankung zu reduzieren.

Natürlich wird die Artificial Intelligence auch klinische Studien revolutionieren, die völlig neue Ansätze entwickeln könnten. Damit wird sie zu einer großartigen Beschleunigung der medizinischen Forschung beitragen.

Trotz aller Erfolge: Es gibt noch viel Unerforschtes

Obwohl heute viele gezielt wirkende Medikamente zur Verfügung stehen, decken sie bei Weitem nicht alle molekularen Veränderungen ab, die bei Krebserkrankungen eine Rolle spielen. Außerdem ist noch nicht abgesichert, wann diese gezielt wirkenden Medikamente am sinnvollsten und effektivsten einzusetzen sind: vor der Operation, nach der Tumorentfernung oder erst in fortgeschrittenem Stadium?

Auch Resistenzen gegen noch so ausgeklügelte Therapien machen der Forschung zu schaffen. Viele Mechanismen dieser Resistenzentstehung gilt es noch zu entschlüsseln. Erst dann können wirksame Medikamente dagegen eingesetzt werden.

Tumoren sind dann optimal zu bekämpfen, wenn klar ist, wie die Tumorzellentstehung, das Wachstum dieser Zellen, ihre Vermehrung und ihre Streuung funktionieren. Längst sind dazu noch nicht alle Mechanismen entschlüsselt. Noch immer steht die medizinische Forschung etwa beim Krebs der Bauchspeicheldrüse, der Eierstöcke und des Gebärmutterhalses bei allen Fortschritten der letzten Zeit vor großen klinischen Herausforderungen.

„ES IST KEIN BERUF, BEI DEM MAN EINFACH NACH HAUSE GEHT, SICH DIE HÄNDE WÄSCHT UND MIT DEN KINDERN SPIELT"

Herbert Lackner spricht mit Christoph Zielinski über Ängste, Chancen und das fordernde Fach Onkologie

Wohl keine Krankheit ist gefürchteter als Krebs. Und das, obwohl bei anderen Leiden weit weniger Heilungschancen bestehen. Warum ist das so?

Christoph Zielinski: Viele Krankheiten haben schlechtere Prognosen, etwa die amyotrophe Lateralsklerose, bekannt als ALS. Sie ist eine todbringende Krankheit, bei der die Muskulatur immer schwächer wird und versagt, zuletzt die Atemmuskulatur. Auch bei einer schweren Cardiomyopathie, einer Herzmuskelschwäche, stirbt man ohne Spenderorgan weit eher als an einer Krebserkrankung. Es gibt viele Krankheiten, die rasanter verlaufen als Krebs.

Die Furcht vor Krebs beruht darauf, dass er einerseits sehr häufig auftritt und man sich andererseits vor vielen Krebsarten nur schwer schützen kann. Gewiss: Man kann nicht rauchen oder nicht zu viel in die Sonne gehen, aber etwa bei dem weit verbreiteten Prostatakarzinom gibt es nicht wirklich eine Prävention. Man kann durch regelmäßige Kontrollen Krebs früh erkennen – aber wenn man ihn erkennt, dann ist er ja schon da. Natürlich sind bei einer guten Früherkennung die Heilungschancen weit größer. Es gibt aber eine weit verbreitete Krebsart, die man tatsächlich verhindern kann, das ist das Dickdarmkarzinom, indem man zur Koloskopie geht. Dabei werden Polypen, so es welche gibt, abgetragen und können sich nicht mehr zu Krebs entwickeln. Und natürlich kann man die Krebsart Nummer eins, den Lungenkrebs, weitgehend verhindern, wenn man einfach nicht raucht.

Angst macht wohl auch, dass sich die Krankheit unbemerkt im ganzen Körper ausbreitet.

Ja, das trägt sicher dazu bei.

Es gibt große Fortschritte bei Diagnose und Therapie, darum machen wir ja auch dieses Buch. Aber gehen diese angesichts des großen Aufwands nicht zu langsam vonstatten?

Ich bin 1979 in den Beruf eingestiegen, in den folgenden zehn bis fünfzehn Jahren sind mir die Fortschritte viel zu langsam gegangen. Wir haben neue Chemotherapeutika bekommen, die eine bessere Wirkung hatten, aber das war dennoch nicht zufriedenstellend. Auch diese Medikamente hatten wieder nur die Verhinderung der Zellteilung zum Ziel. Aber Ende der 1990er- und zu Beginn der 2000er-Jahre hat dann alles an Tempo gewonnen.

Als Klinikvorstand habe ich damals eine neue Einteilung getroffen: Es war nicht jede Ärztin oder jeder Arzt für jede Krebsart zuständig, sondern nur für jeweils eine Krebsart wie Lungenkrebs oder Darmkrebs oder eine andere Krebsform. Und jetzt ist es bereits so, dass man bei einer einzelnen Krebsart kaum noch mit allen Neuerungen nachkommt, die die Wissenschaft uns anbietet. Bei Lungenkrebs etwa gibt es heute schon Spezialisten für eine ganz bestimmte molekulare Mutation. Die Zunahme der Geschwindigkeit beim Erkenntnisgewinn ist bemerkenswert und führt natürlich zu besseren Ergebnissen.

Die Wissenschaft ringt dieser Krankheit mit großem Aufwand Lebensmonate oder Lebensjahre ab. Aber viele Krebserkrankungen würde es erst gar nicht geben, würden die Menschen zum Beispiel nicht mehr rauchen. Sollte die Politik da nicht weit rigidere Regeln aufstellen, etwa Rauchverbote in der Öffentlichkeit, extrem hohe Steuern auf Tabakprodukte und Ähnliches? Schon aus volkswirtschaftlichen Gründen.

Das ist ein sehr sensibles Thema, denn dann müsste man wohl auch die Kassenbeiträge für Übergewichtige erhöhen, weil sie öfter einen Herzinfarkt erleiden oder eher Gelenksabnützungen erfahren. Es sollte allerdings mehr in die Vorsorge investiert werden. Die Wiener Meduni erarbeitet gerade ein Vorsorgekonzept für die Stadt Wien, das sehr interessant sein wird. Es gibt für ein solches Konzept ein Vorbild, die sogenannte Framingham Studie.

In Framingham, einer Kleinstadt im US-Bundesstaat Massachusetts, wurde die Bevölkerung ab 1948 laufend daraufhin untersucht, wie sich Risikofaktoren und Umwelteinflüsse auf das Entstehen koronarer Herzkrankheiten auswirken. Begonnen wurde mit etwa 5000 Einwohnern, derzeit sind die Probanden schon in der dritten Generation. Faktoren, die uns heute selbstverständlich erscheinen, wurden auf diese Weise wissenschaftlich weiter abgesichert.

1960 wurde das Zigarettenrauchen eindeutig als eine der Ursachen für Herzkrankheiten identifiziert, 1961 wurden Bluthochdruck, Cholesterinspiegel und bestimmte frühe EKG-Veränderungen als krankmachend beschrieben, 1967 das Übergewicht und der Bewegungsmangel, 1990 der erhöhte Homocystein-Spiegel im Blut und bald darauf die familiäre Disposition: Leiden auch Geschwister an einer koronaren Herzkrankheit, ist das Risiko, selbst an einer solchen zu erkranken, um 45 Prozent erhöht, so das Ergebnis einer dieser Framingham Studien. Leider gibt es so etwas für Krebs – weil viel komplexer – noch nicht, auch wenn bekannt ist, dass etwa zehn Prozent aller Krebserkrankungen auf einer genetischen Basis beruhen.

Bei der Entscheidung über einen derartigen Großversuch wäre die Politik am Zug.

Richtig, aber deren Fantasie auf diesem Gebiet ist leider denkbar gering. Nur zwei Beispiele: Derzeit scheinen die Helicobacter-Infektionen zu explodieren, man sollte also die Gastroskopien in das kostenlose Vorsorgeprogramm inkludieren. Dickdarmkarzinome treten seit einiger Zeit bei jüngeren Menschen häufiger auf als früher. Derzeit bezahlt die Gesundheitskassa in Österreich aber erst ab dem 50. Lebensjahr alle zehn Jahre eine Koloskopie. Dieses Alter sollte man senken. Dafür könnte man die Spanne zwischen den gynäkologischen Untersuchungen auf Gebärmutterhalskrebs ausdehnen, wenn die Frau schon in jungen Jahren eine HPV-Impfung bekommen hat. Die wird ja jetzt bis zum 30. Lebensjahr von der Gesundheitskasse bezahlt.

Sie haben nach vielen Jahren als Onkologe ja einen quantitativen Überblick: Wie viele Krebserkrankungen sind auf den Lebensstil zurückzuführen, wie viele sind „ererbt" und wie viele sind einfach Schicksal?

Grob geschätzt: Ererbt sind etwa zehn bis zwanzig Prozent, 60 Prozent sind Lebensstil und der Rest ist schicksalshaft. Lebensstil heißt: Rauchen und/oder Übergewicht, oft wegen falscher Ernährung und zu wenig körperlicher Bewegung. Rauchen spielt bei 90 Prozent aller Krebsarten eine Rolle, auch bei solchen, bei denen man es nicht erwarten würde, wie etwa dem Gebärmutterhalskrebs. Lungenkrebs bei Nichtrauchern ist das, was ich schicksalhaft nennen würde.

Erkranken diese Menschen dann an Krebs, heißt es oft: Na, selber schuld. Das ist für die Patienten eine zusätzliche Belastung.

Das ist ein riesiges Problem, weil die Gesellschaft Menschen, die krank sind oder anders sind, einfach ausreiht. Das betrifft auch, vielleicht besonders – Krebskranke. Ich erlebe das ja selbst oft: Angehörige liefern Patienten bei mir ab und das war's dann.

Sie haben immer an Universitätskliniken gearbeitet. Können kleine Spitäler irgendwo am Land in diesem Fach dasselbe leisten?

Cancer Centers haben natürlich mehr interdisziplinäre Möglichkeiten. Das geht aber nicht nur in Großkliniken. Es gibt auch in den Bundesländern sehr gute Schwerpunkt-Krankenhäuser. Ich erzähle immer mit großem Respekt über das Krankenhaus Zams in Tirol, wo ein Cancer Center entstanden ist und wo ganz hervorragend gearbeitet wird.

Laut verschiedenen Studien nimmt das Stadium der diagnostizierten Krebserkrankung mit der Entfernung von je 25 Kilometern zu einem solchen Cancer Center zu: Lebst du innerhalb dieser 25 Kilometer hast du statistisch eine gute Chance auf Früherkennung, bei 50 Kilometern ist das Stadium im Durchschnitt schon eine Stufe weiter fortgeschritten – das geht bei größerer Entfernung zu einem solchen Zentrum bis zur deutlich erhöhten Wahrscheinlichkeit einer Metastasierung. Das spricht eindeutig für mehr dezentrale Einrichtungen dieser Art.

Alle Menschen fürchten die Krankheit Krebs, aber mindestens ebenso viele fürchten sich vor der Therapie.

Man muss den Patienten im Gespräch klarmachen, dass es bei der Verträglichkeit der Therapie große Fortschritte gegeben hat. Ich habe in den 1980er-Jahren am Wiener AKH auf einer Station gearbeitet, auf der Patienten mit Hodentumoren gelegen sind. Diese jungen Burschen haben sich wortwörtlich „die Seele aus dem Leib gespieben“, weil es noch keine wirklich effektiven Medikamente gegeben hat, die diese Übelkeit unterdrücken konnten. Heute kommst du zu Patienten mit derselben Erkrankung ans Bett, die essen gerade Frühstück und lesen die Zeitung.

Es ist auch nicht eine Chemotherapie wie die andere. Es hängt viel von der Biologie der Erkrankung ab. Wenn es eine sehr aggressive Erkrankung ist wie eine akute Leukämie, dann muss dem auch eine sehr aggressive Chemotherapie entgegengesetzt werden. Wenn sich wie bei Brustkrebs eine Zelle nur alle etwa hundert Tage teilt, dann brauche ich keine aggressive Therapie, sondern ich muss sie eben in turnusmäßigen Abständen längere Zeit hindurch geben.

Als Arzt müssen Sie versuchen, die Patienten zu heilen oder ihnen noch gute zusätzliche Lebensjahre zu ermöglichen. Aber wie können Sie entsprechende Lebensqualität garantieren?

In den vergangenen zehn bis fünfzehn Jahren ist die Frage der Lebensqualität während und nach einer Therapie immer mehr in den Vordergrund gerückt. Sie wird in den großen Studien, etwa über neue Medikamente, seither auch immer berücksichtigt. Es stimmt, manche recht aggressive Therapien haben erhebliche Nebenwirkungen. Aber bei Krankheiten, wie etwa der erwähnten Leukämie, ist es das zu erwartende positive Ergebnis wert, die Therapie durchzustehen, so schwer sie auch zu ertragen ist. Hochmaligne Lymphknotenerkrankungen sind heute nach solchen Therapien oft heilbar. Wenn es sich um eine chronische Erkrankung handelt, wird ein weniger aggressiver Therapiepfad reichen, um ein Leben mit Krebs in hoher Qualität zu ermöglichen. Beim fortgeschrittenen Brustkrebs gibt es Studien, die sehr gut zeigen, dass mildere Therapien zu denselben Ergebnissen bei weit besserer Lebensqualität führen.

Krebs ist offenbar eine Krankheit, die man selbst trotz Heilung nicht mehr loswird, weil die Angst vor ihrer Wiederkehr nicht verschwindet. Was hilft dagegen?

Stimmt, der Umgang mit der Krankheit ist extrem schwierig. Die meisten Geheilten haben Angst vor einem Rezidiv. Psychologische Betreuung hilft da sehr, es sollte sie genauso geben wie die Physikalische Nachsorge. Die Krebs-Rehabilitationsinstitute sind sehr wichtig. Lungenkrebspatienten haben nach der Operation, bei der ein Stück der Lunge entfernt wird, oft Atemprobleme und Angst vor dem Ersticken. Bei einer Rehabilitation wird ihnen gezeigt, wie sie richtig atmen und sich bis zu einem bestimmten Punkt auch wieder anstrengen können. Sie lernen wieder zu leben, was ja das Wichtigste ist. Denn wozu sonst sollte die Behandlung gut sein? Es gibt diesen Ausspruch von Jack London, der auch in einem James-Bond-Film vorkommt: „Man muss leben, existieren ist nicht genug."

Wenn wir essen gehen, bestellen Sie meistens Fisch – weil er Ihnen schmeckt oder weil er Teil einer Anti-Krebs-Diät ist?

In erster Linie, weil er mir besser schmeckt als Fleisch. Aber es stimmt schon, dass man rotes oder verarbeitetes Fleisch durch Fisch ersetzen sollte, um die Krebsneigung zu reduzieren.

Gibt es so etwas wie eine Anti-Krebs-Diät überhaupt?

Ich glaube nicht, dass es so simpel ist. Die Weltgesundheit-Organisation WHO empfiehlt die berühmte „mediterrane Diät", also viel Gemüse, Früchte, Körner, Olivenöl und Milchprodukte mit niedrigem Fettgehalt. Auch epidemiologische Studien sind zum Schluss gekommen, dass eine solche Diät das Auftreten von Krebserkrankungen unwahrscheinlicher macht. Viel Aufmerksamkeit wurde in Untersuchungen auch dem Fettgehalt von Diäten gewidmet. Dabei wurde festgestellt, dass eine fettarme Diät zu einer verringerten Todesrate nach der Behandlung von Brustkrebs führt. Aber natürlich hat man keine Garantie, nicht an Krebs zu erkranken, wenn man diese Diät-Regeln befolgt – nur die Wahrscheinlichkeit einer Erkrankung sinkt. Das ist ja auch bei anderen Erkrankungen so: Man kann auch einen Schlaganfall erleiden, wenn man einen normalen Blutdruck hat.

Lässt sich der Einfluss der Ernährung auf die Krebshäufigkeit auch quantifizieren?

Professor Volkmar Nüssler vom Tumorzentrum in München hat viel zur Prävention von Krebserkrankungen publiziert. Er schätzt, dass bis zu 30 Prozent der Krebserkrankungen durch eine gesunde Lebens- und Ernährungsweise verhindert werden könnten.

Kann Krebs auch durch einen psychischen Schock ausgelöst werden?

Nein, weil sonst der gesamte Kontinent mit Krebskranken übersät wäre, es erleidet ja jeder irgendwann einen psychischen Schock. Auch das ist bereits genau untersucht worden. Es gibt diese „Krebspersönlichkeit" nicht. Ich sehe das selbst seit Jahrzehnten: Zu mir kommen Leute, die sind lustig, Leute, die sind traurig, einige sind manisch, andere melancholisch. Da gibt es kein Muster. Es gibt Menschen, die mit der Diagnose leichter fertig werden, und andere, die sich damit sehr schwertun, und ich verstehe das auch.

Allerdings gibt es erste, wenn auch kleine Studien, die zeigen, dass das Leben in ständigem emotionalen Ausnahmezustand, wie etwa in einem Armenghetto, molekulare Veränderungen bewirken kann, die eventuell zur Krebsentstehung beitragen.

Hat das Einfluss auf den Therapierfolg?

Nein. Überhaupt nicht. Wichtig ist es, den Menschen die Angst zu nehmen, denn an dieser Angst zerbrechen sie, weil das Leben dann keine Qualität mehr hat. Es zerbrechen sogar ganze Familien daran.

Wie und warum wird man Onkologe, es ist ja auch für den Arzt ein sehr belastendes Fach?

Ich habe mit der Immunologie begonnen, weil das damals ein neues und bedeutendes Gebiet war und ich nicht etwas machen wollte, was ohnehin schon seit 50 Jahren gemacht wurde. Die Immunologie spielte zunehmend in die Onkologie hinein. Meine Probevorlesung für die Professur habe ich zum Thema „Einflüsse der Krebserkrankung auf das Immunsystem" gehalten. Der Chef des Instituts für Immunologie war natürlich in der Berufungskommission und hat nach meiner Vorlesung gesagt: „Haha, so einen Blödsinn hab ich schon lange nicht mehr gehört." Das war Anfang der 1990er-Jahre. Zusammengefasst: Wissenschaftliche Neugier hat mich zur Onkologie gebracht.

Aber es ist ein Fach, in dem man fast ausschließlich mit sehr schwer kranken Menschen zu tun hat. Wie hält das der behandelnde Arzt auf Dauer aus?

Das stimmt. Es sind schwer kranke Menschen, aber ich mag diese Herausforderung. Es gibt den sinngemäßen Satz von Max Reinhardt: Es ist sehr schwer, wenn man am Burgtheater den King Lear spielt und dann mit dem J-Wagen nach Hause fährt. Ich habe einen sehr lebensbestimmenden Beruf. Es ist keiner, bei dem man einfach nach Hause geht, sich die Hände wäscht und mit den Kindern spielt. Es sind nicht nur die komplexen medizinische Herausforderungen, es sind die Schicksale, die man mitnimmt. Den Menschen in seinem Schicksal zu ermessen, ist nicht etwas, das an einem spurlos vorbeigeht.

Besteht da nicht die Gefahr der Abstumpfung, schon allein aus Selbstschutz?

Jeder geht anders damit um. Mich treibt die Neugier und der Wunsch, die neuesten wissenschaftlichen Erkenntnisse Patienten direkt zugänglich zu machen und sie ihnen anzubieten. Auch wenn man nicht alle retten kann, schenkt man vielen Menschen mit neuen Medikamenten Lebensjahre, zum Beispiel bei Brustkrebs oder Lungenkrebs, den beiden häufigsten Krebsarten. Bei einer schwer kranken Frau mit einem 15-jährigen Kind macht es einen Unterschied, ob sie die Matura des Kindes noch erlebt oder nicht.

Würden Sie noch einmal diesen Beruf ergreifen, wenn Sie vor dieser Entscheidung stünden?

Ja, unbedingt.

NAMENSREGISTER

LITERATURVERZEICHNIS

Albaugh L.G. Princeton Univ. Press, 1953

Allemani C., et al.: Lancet 2018, dx.doi.org/10.1016/S0140-6736(17)33326-3

Andre T., et al.: N. Engl. J. Med. 2004, doi: 10.1056/NEJMoa032709

Baldwin R.A., et al.: Protein Sci 2008, doi: 10.1002/pro.170385.

Bear H.D., et al.: J. Clin. Oncol. 2006, doi: 10.1200/JCO.2005.04.1665

Bell M.L., et al.: N. Engl. J. Med. 2024, www.nejm.org/doi/full/10.1056/NEJMra2210769?query=TOC&cid=DM2340829_Non_Subscriber&bid=-2003468559

Benmoussa N., et al.: Lancet Oncol. 2019, doi: 10.1016/S1470-2045(19)30106

Berry A., Browne J.: Proc. Natl. Acad. Sci. USA 2022, doi: 10.1073/pnas.2122144119

Birch R., et al.: J. Clin. Ocnol. 1986, doi: 10.1200/JCO.1986.4.3.400

Bomblies K., Peichel A.L.: Proc. Natl. Acad. Sci. USA 2022, doi:10.1073/pnas.2122152119

Bonadonna G., et al.: Breast Cancer Res. Treat. 1985, doi: 10.1007/BF01805984

Brudno J.N., et al.: J. Clin. Ocnol. 2016, doi: 10.1200/JCO.2015.64.5929

Cancer.Net:: www.cancer.net/research-and-advocacy/introduction-cancer-research/understanding-cancer-research-study-design-and-how-evaluate-results

Cormack AM.: J.Comput. Assist. Tomogr. 1980, doi: 10.1097/00004728-198010000-00016

Davies NJ et al., Br. J. Cancer 2011, doi:10.1038/bjc.2011.423

DeVita VT Jr, Rosenberg SA, N. Engl. J. Med. 2012, doi:10.1056/NEJMra1204479

Dinu M., et al.: Eur. J. Clin. Nutr. 72: 30-43, 2018

Early Breast Cancer Trialists' Collaborative Group: Lancet 2005, doi: 10.1016/S0140-6736(05)66544-0

Early Breast Cancer Trialists' Collaborative Group: Lancet 2005, doi: 10.1016/S1470-2045(17)30777-5

Early Breast Cancer Trialists' Collaborative Group: Lancet Oncol., 2021, doi: 10.1016/S1470-2045(21)00288-6

Early Breast Cancer Trialists' Collaborative Group: Lancet 2023, https://doi.org/10.1016/S0140-6736(23)00285-4

Fisher B., et al.: Cancer 1971, doi: 10.1002/1097-0142(197112)28:6<1654::aid-cncr2820280648

Fisher B., et al.: N. Engl. J. Med. 1989, doi: 10.1056/NEJM198902233200802

Fisher B., et al.: J. Clin. Oncol 1989, doi: 10.1200/JCO.1989.7.5.572

Fisher B.: CA 1991, doi: 10.3322/canjclin.41.2.97

Fisher B.: Eur. J. Cancer 1999, doi: 10.1016/s0959-8049(99)00217-8

Fisher B., et al.: N. Engl. J. Med 2002, doi: 10.1056/NEJMoa022152

Fisher B., et al.: J. Clin. Oncol 2023, doi: 10.1200/JCO.22.02571

Flugel C.L., et al.: Nat. Rev. Clin. Oncol. 2023, doi: 10.1038/s41571-022-00704-3

Garcia J., et al.: Cancer Treat Rev. 2020, doi: 10.1016/j.ctrv.2020.102017

GBD 2019: Lancet 2019,: https://doi.org/10.1016/S0140-6736(20)30925-9

Ghorashian S.,et al: Br. J. Haematol. 2015, doi:10.1111/bjh.13340

Gouda M.A., et al.: Clin. Cancer Res. 2023, doi:10.1158/1078-0432.CCR-23-0090

Hirsch F.R., et al.: Lancet 2017, doi: 10.1016/S0140-6736(16)30958-8

Holley RW, et al.: Science 1965, doi: 10.1126/science.147.3664.1462

James N.D., et al.: Lancet 2024, doi: 10.1016/S0140-6736(24)00651-2

Keys A.: Circulation 1970; 41: Suppl.:1-1-8

Keys A., et al.: Am. J. Epidemiol. 124: 903-915, 1986.

Keros T., et al.: Coll Antropol. 34:1167-74, 2010

Köhler G., Milstein C.: Nature 1975, doi: 10.1038/256495a0

Kroemer G., Zitvogel L.: J. Exp. Med. 2021, doi: 10.1084/jem.20201979

Kyle R.A., et al.: Mayo Clin. Proc. 1998, doi: 10.1016/S0025-6196(11)63703-8.

Lackner H., Zielinski C.: Die Medizin und ihre Feinde, Verlag Ueberreuter, Wien, 2022.

Larsen C.J.: Pathol. Bio. 37: 1077, 1989

Leach M.O.: Phys. Med. Biol. 2004, doi: 10.1088/0031-9155/49/3/e01

Leget G.A:, Czuczman M.S.: Curr. Opin. Oncol. 1998, doi: 10.1097/00001622-199811000-00012

Legha S.S.: Ann. Intern. Med. 1988, doi: 10.7326/0003-4819-109-3-219

Lichtenstein A.H., et al.: Circulation 98: 935-939, 1998

Lombardi L., et al.: Cancer Treat Rev. 2010, doi: 10.1016/S0305-7372(10)70018-9.

Lorenthen C.L., et al.: Lancet Oncol. 2022, doi: 10.1016/S1470-2045(22)00372-2

Mamounas E.P., et al.: J. Clin. Oncol. 2005, doi: 10.1200/JCO.2005.10.517

Martinez M., Moon E.K.: Front. Immunol. 2019, doi: 10.3389/fimmu.2019.00128

Miyazaki T.: Semin. Immunopathol. 2018, doi: 10.1007/s00281-018-0719-4

Neumayr A.: J&V Edition Wien Verlagsgesellschaft m.b.H., ISBN 3-85058-036-9, 1989

Neumayr A.: Dachs Verlag-Wien, ISBN-10-322416588X, 1995

Parsonnet J: N. Engl. J. Med. 2005, doi: 10.1056/NEJMp058270

Portlock C.S., Rosenberg S.A.: Cancer 1976, doi: 10.1002/1097-0142(197603)37:3<1275::aid-cncr2820370307>

Prentice R.L., et al.: Annu. Rev. Public Health 29: 1311-150, 2008

Reck M., et al.: J. Clin. Oncol. 2022, doi: 10.1200/JCO.21.0149

Roentgen W.C.: Munch Med Wochenschr. 101:1237, 1959

Romanello M., et al.: Lancet 400: 1619, 2022, doi.org/10.1016/S0140-6736(22)01540-9

Rous P., Murphy J.B.: J. Exp. Med. 1914, doi: 10.1084/jem.20.4.419

Saltz L.B., et al.: J. Clin. Oncol. 2008, doi: 10.1200/JCO.2007.14.9930

Schwingshackl L., et al.: J. Acad. Nutr. Diet 118: 74-100.e11, 2018

Scott E.C., et al.: Nat. Rev. Drug Discov.2023, doi: doi.org/10.1038/s41573-023-00723-4

Shampo M.A.: Mayo Clin Proc. 2001, doi: 10.4065/76.1.42.

Sikder M.A., Firedberg J.W.: Curr. Oncol. Rep. 2008, doi: 10.1007/s11912-008-0064-1

Slamon D., et al., N. Engl. J. Med. 2001, doi: 10.1056/NEJM200103153441101.

Slamon D., et a.: N. Engl. J. Med. 2011, doi: 10.1056/NEJMoa0910383

Smykal P. et al.: Theor. Appl. Genet. 2016, doi: 10.1007/s00122-016-2803-2
Smykal P., Wettberg E.J.B.: Int. J. Mol. Scie. 2023, doi: 10.3390/ijms241411718.
Stichcombe T.E.: J. Clin. Oncol 2023, doi: doi.org/10.1200/JCO.22.02848
Stichcombe T.E.: J. Clin. Oncol 2023, doi: doi.org/10.1200/JCO.22.02871
The International Adjuvant Lung Cancer Trial Collaborative Group: N. Engl. J. Med. 350: 351, 2004
Ulm M., et al.: Endocr. Connect. 2019, doi: doi.org/10.1530/EC-18-0425
Valent P., et al.: J. Innat. Immun. 2016, doi: 10.1159/000443526
Veronesi U., et al.: N. Engl. J. Med. 1981, doi: 10.1056/NEJM198107023050102
Veronesi U., et al.: Eur. J. Cancer Clin. Oncol. 1986, doi: 10.1016/0277-5379(86)90011-8
Virchow R.: CA 1975, doi.org/10.3322/canjclin.25.2.93
Wang M., et al.: Nat. Med. 2021, doi: 10.1038/s41591-021-01450-2
Weaver M & Stacey K: The Guardian 8. Juni 2023, www.the guardian.com/society/2023/jun/08/cancer-patients-delays-treatment-staff-shortage-uk-radiologists
Weltman J.K.: N. Engl. Reg. Allergy Proc. 1987, doi: 10.2500/108854187779045385
Wolin KY, et al.: Br. J. Cancer 2009, doi: 10.1038/sj.bjc.6604917
Yoneda T., et al.: Clin. Lung Cancer 2022, doi: 10.1016/j.cllc.2022.03.008
Yousefi Z., et al.: Front. Immunol. 2021, doi: 10.3389/fimmu.2021.805695
Zhou f., et al.: Cell. Mol. Immunol. 2021, doi: 10.1038/s41423-020-00577-5
zur Hausen H., et al.: Nat. Rev. Cancer 2002, doi: 10.1038/nrc798.
zur Hausen H.: Biochemistry 2008, doi: 10.1134/s0006297908050027
zur Hausen H., de Villiers E.M.: Semin. Oncol. 2014, doi: 10.1053/j.seminoncol.2014.10.003
zur Hausen H., et al.: Exp. Ther. Med. 2017, doi: 10.3892/etm.2017.5005

Literatur aus dem Internet:

www.who.int/news-room/fact-sheets/detail/cancer

www.who.int/news-room/fact-sheets/detail/the-top-10-causes-of-death

www.who.int/news-room/fact-sheets/detail/tobacco

www.wcrf.org/cancer-trends/global-cancer-data-by-country/

pressroom.cancer.org/GlobalCancerStatistics2024

www.cdc.gov/mmwr/volumes/69/wr/mm6921a4.htm

ec.europa.eu/eurostat/statistics-explained/index.php?title=Cancer_statistics

joint-research-centre.ec.europa.eu/jrc-news-and-updates/cancer-cases-and-deaths-rise-eu-2023-10-02_en

www.healthdata.org/research-analysis/library/cancer-incidence-mortality-years-life-lost-years-lived-disability-and

mednews.uw.edu/news/colorectal-cancer-increases

ecis.jrc.ec.europa.eu/

www.oecd.org/health/beating-cancer-inequalities-in-the-eu-14fdc89a-en.htm

www.who.int/data/gho/data/themes/mortality-and-global-health-estimates

www.thelancet.com/journals/lancet/article/PIIS0140-6736(24)00476-8/fulltext?dgcid=raven_jbs_etoc_email

www.nobelprize.org/prizes/medicine/1946/summary/

pubmed.ncbi.nlm.nih.gov/2405475/

pubmed.ncbi.nlm.nih.gov/14073696/

www.cancer.gov/ccg/research/genome-sequencing/tcga

www.genome.gov/human-genome-project

canceratlas.cancer.org/the-burden/europe/

simple.wikipedia.org/wiki/List_of_Nobel_Prize-winners-in-Physiology_or_Medicine

www.researchgate.net/figure/FDA-approved-immune-checkpoint-inhibitors-with-approved-indications-as-of-February-2023_tbl1_369400660

www.esmoopen.com/article/S2059-7029(21)00186-1/fulltext

www.thelancet.com/countdown-health-climate

ANLAUFSTELLEN FÜR BETROFFENE

ÖSTERREICHISCHE KREBSHILFE

Der überparteiliche und gemeinnützige Verein informiert über die Wichtigkeit von Krebsvorsorge und Krebsfrüherkennung. Darüber hinaus bietet die Krebshilfe allen erwachsenen Krebspatientinnen und -patienten (18+) und Angehörigen, die ihren Wohnsitz in Österreich haben, kostenlose und auf Wunsch auch anonyme Beratung, Unterstützung und auch finanzielle Soforthilfe an. www.krebshilfe.net.

ÖSTERREICHISCHE KINDER-KREBS-HILFE

Bietet umfassende Unterstützung von an Krebs erkrankten Kindern und Jugendlichen (bis 18) in Österreich sowie ihrer Familien. Die Landesverbände leisten Direkthilfe für Familien, die durch die Krankheit des Kindes in finanzielle Engpässe geraten, und übernehmen die Finanzierung kindgerechter Ausstattung auf den onkologischen Stationen. Kontaktinformationen unter www.kinderkrebshilfe.at

SELBSTHILFEGRUPPEN FÜR VON KREBS BETROFFENE MENSCHEN IN ÖSTERREICH

Die Österr. Krebshilfe gibt Informationen zu Selbsthilfegruppen und zu den empfohlenen geschlossenen Facebook-Gruppen. Anfragen an service@krebshilfe.net

DEUTSCHE KREBSGESELLSCHAFT

Ziel: Krebsversorgung auf Basis evidenzbasierter Medizin und Interdisziplinarität. Der Fokus liegt auf der Zertifizierung von Zentren der onkologischen Versorgung, der Entwicklung evidenzbasierter, unabhängiger Behandlungsleitlinien und Patientenleitlinien, Wissensentwicklung und -transfer in der Onkologie sowie verlässlichen Patienteninformationen. www.krebsgesellschaft.de

DEUTSCHE KREBSHILFE

Ziel der gemeinnützigen Organisation: Verbesserung der Prävention, Früherkennung, Diagnose, Therapie, medizinischen Nachsorge und psychosozialen Versorgung einschließlich der Krebs-Selbsthilfe. www.krebshilfe.net